NEW MEDICAL MANAGEMENT

困ったスタッフが変わる!

看護師長のコーチング・スキル

株式会社ウィ・キャン
濱川博招/島川久美子
Hiroaki Hamakawa / Kumiko Shimakawa

ぱる出版

まえがき

最近、多くの看護部長から、『次世代管理職が育っていないのよ』ということを聞きます。同じように事務長からも『次世代中堅看護師が育っていない。どうすればよいだろう』という相談も受けるようになりました。

そのことを裏付けるように、次世代経営者養成講座を実施する医療機関が増えてきました。単に1回だけではなく、年間カリキュラムを作成して、その医療機関にカスタマイズされた研修をしています。

そもそも医療従事者は、テクニカルスキルと言われる専門技術を習得するために、多くの時間を費やしています。テクニカルスキルは、疾病を治癒するには必須のスキルで、その向上こそが医療従事者、患者双方にとって必要不可欠でした。

テクニカルスキルは病院が変わっても大きな違いはなく、看護協会をはじめとする団体で実施されています。講師は臨床経験が豊富な先輩が持ち回りで勤められています。先輩が後輩を指導するという形で研修が行なわれてきました。その研修は、組織に所属するための研修というよりもむしろ『どの病院でも通用するスキルの向上』であり、心ならずも〝転職ができるスキル（エンプロイメント・アビリティ）〟をアップしていたことになります。

ところがここ10年で医療業界を取り巻く環境が音を立てて変化しています。患者の高齢化は、容赦なく旧来の医療の仕組みを崩壊しています。

患者のマジョリティは急性期から療養型に変わり、患者との付き合いも長期にわたるようになりました。その結果、患者対応に求められるスキルは、今まであまり重要視されてこなかったヒューマンスキルやコンセプチュアルスキルに焦点が当てられるようになりました。

同時に病院間の競争も表面化し、職員の転職だけでなく、患者の囲い込み、提携病院との関係の強化等、一般企業では当たり前であったことが、今病院経営に求められるようになりました。従来の教育方法(経験豊富な先輩が教えるという伝承)が通用しなくなってきているのです。

今回は「目標管理」を軸にしたコミュニケーションについて考えてみました。多くの医療機関が導入していますが、うまく機能している病院は少ないようです。旧来の運営に新しい管理手法を持ってきてもうまくいくはずがありません。目標管理制度は、それ自体独立したものではなく、マネジメントを行なう一環として機能するものです。

うまく機能している病院の共通点には次の3つがあります。

①病院の理念が職員に共有されており、それを実現するミッションが明確であること（チームワーク）

②職員が所属している病院に誇りを持っていること（やりがい）

③公平であること（お互いが認め合う関係）

つまり院内のコミュニケーションが比較的円滑にできており、患者の要望やクレームに対して組織として真摯に対応し、職種間権威勾配が小さい組織なのです。

本書は2部構成になっています。前半では、葵さんという新米看護師長が、退職した前の看護師長の後を受けて、リーダーとは？　リーダーシップとは？　と悩みながら、マネジメントを学習していきます。本書にも書いていますが、『マネジメントは体系的に学べば誰でも習得できるスキル』です。その手順を葵師長の行動を通して考えてください。

後半は、具体的なコミュニケーションについて説明しています。タイプ別コミュニケーション術、スタッフがやる気の出るコミュニケーション等今日から役に立つことを、実例を交じえて説明しています。

「組織はすべて、人と社会をより良いものにするために存在する。
組織にはミッションがあり目的があり、存在理由がある。
組織が成果を上げなければ社会はよくならない。
組織の目的、存在理由は、いかに社会に貢献するかということである」
とドラッカーは言っています。

まず、ミッション（使命）から始まるのです。本書を読む前にちょっと考えてください。あなたの病院の理念は何ですか？　そしてあなたのチームは、その理念を達成するためのミッション（使命）が共有されていますか？　具体的に何をしなければならないかを具体的に言えますか？　そして読んだ後にもう一度考えてみてください。

著者

困ったスタッフが変わる！
看護師長のコーチング・スキル●もくじ
ストーリーでわかる「目標管理」超入門

まえがき　3

〈STORY001〉
パート1　ストーリーでわかる看護師長の仕事【リーダー入門編】

01　ドラッカーに学ぶナースに目標管理が必要な本当の理由……14
02　どんな人がリーダーに選ばれるのか……18
03　リーダーシップを発揮するとはどういうことか……22

04 目標を達成するためにリーダーに必要なコミュニケーション・スキル……25
05 リーダーの第1のミッションは自分のこととスタッフのことをよく知ること……30
06 リーダーの第2のミッションは目標を明確にすること……34
07 管理者が自分に問うべき5つの質問……40
08 どんなリーダーになりたいか……53
09 看護師長がまず最初にすべき仕事……60

〈STORY002〉

パート2 ストーリーでわかる看護師長の目標管理入門

01 病院が目指す【理念、使命、目標の関係】……80
02 目標管理制度の位置づけ……82
03 目標達成に必要なもの……84

〈STORY003〉

パート3

目標達成のためのコミュニケーション・スキル【実践編】

01 「目標設定」を間違えると目標達成はできなくなる …… 94
02 なぜ目標を達成するためにコミュニケーション・スキルの向上が必要なのか …… 96
03 「自分のコミュニケーションスタイル」を把握すれば、面談の効果は上がる …… 98
04 部下のタイプ別コミュニケーションの取り方・仕事の頼み方 …… 100
05 スタッフのタイプ別「モチベーションの上がる言葉・下がる言葉」 …… 106
06 看護師長が身につけたい3つの管理手法 …… 108
07 スタッフの成長のレベルに合わせた管理手法が効果を高める …… 111

〈STORY004〉

パート4　スタッフと信頼関係をつくる会話の練習法【トレーニング編】

01　スタッフの気持ちを理解するコミュニケーションの技術……116
02　スタッフとの信頼関係を深くする魔法の法則【人は会えば会うほど好きになる法則】……119
03　スタッフとの信頼関係を深くする魔法の法則【人は自分と似た人に好感を持つ（ペーシング）】……121
04　スタッフとの信頼関係を深くする魔法の法則【傾聴のスキル】……123
05　信頼関係を築くコツはスタッフの話を聴くときのリアクションのとり方にある！……126
06　スタッフが「自ら考えて改善につながる」きっかけをつくる質問のスキル……132
07　知りたいことが「一言で返ってくる」ように質問するスキル……136
08　「伝わる話し方」のスキル……138
09　承認のスキルを使うと部下は前向きになる……147

〈STORY005〉

パート5

目標達成するために スタッフの心をつかむ最強の心理戦略 【目標面談の進め方編】

01　目標達成のためのグローモデル …… 152
02　スタッフとの〝目標面談〟の進め方 …… 154
03　スタッフとのコミュニケーションが劇的にうまくなる最強の心理法則12 …… 167
【心理法則1】 人は好意を与えると好意を返してくる！（好意の互恵性） …… 168
【心理法則2】 入職試験の成績が良い人が必ずしも仕事のできる人とは限らない（ハロー効果） …… 169
【心理法則3】 上司の期待によって部下の業務効率が向上する（ピグマリオン効果） …… 171
【心理法則4】 実際より意識的に甘く評価すること（寛大化傾向） …… 172
【心理法則5】 自分が絶対の基準（対比誤差） …… 173
【心理法則6】 アタリサワリナシが無難（中心化傾向） …… 174
【心理法則7】 人間の認識は甘いかも（ホフスタッターの法則） …… 175
【心理法則8】 やる気は時間とともに低下する（ハネムーン効果） …… 176
【心理法則9】 仕事のできる人ばかり集めると効果は上がるの？（働きアリの法則） …… 177

【心理法則10】新しいことをしたくない（ゆでガエル現象）……179
【心理法則11】新人の足りない部分ばかりが目につく（認知的不協和）……180
【心理法則12】やる気を起こさせるには（ズーニンの法則）……182
04　知っておきたい部下の気持ち【割れ窓理論の心理学】……183
05　注意はタイミングが重要……185

あとがき　188

パート1

ストーリーでわかる

看護師長の仕事【リーダー入門編】

〈STORY 01〉

01 ドラッカーに学ぶ ナースに目標管理が必要な本当の理由

●そもそもナースの目標管理って何？

【看護師長・葵さんの心の声】

新米看護師長の葵さんは、ちょっと憂鬱な気分です。

「ああ、こんなことなら看護師長になんかなるんじゃなかった。管理職なんて私に向いてないわ」と考えることが多くなったようです。

3年前から看護部に導入された、目標管理制度の中間面談をしなければならないのだ。

目標が設定された今年の3月には、すでに退職した先任の看護師長が、上から来た目標から「適当に（そうとしか考えられない）立てた目標で、私には何の関係もないのに……」と被害者意識でいっぱいの葵さんだった。

今までも、なんとなく上から言われて、何も考えずに言われるままに目標を書いてきた。

その目標も特に意識することもなく、日常業務に忙殺されてきた。

自分自身の仕事への取り組み方は、目標管理制度の導入前と導入後で、全然変わってないように思う。

年度末に、看護部長から来年度の目標と達成について考えてと言われるくらいであまり意識してこなかった。

新米看護師長の葵さんは、「目標管理制度」について、実はあまりよくわかっていません。自分のチームの目標を設定して、スタッフの目標をそれぞれにつくらせるようにと指示されているだけです。

毎年同じような目標がならんでいるだけです。そもそも私たちの仕事は、患者さんを看護することなのだから、自分なりに看護技術の腕を上げて、患者さんが安心安全に入院生活を送っていただくことが目標でいいんじゃないのかな、と思っています。

今夜は久しぶりに仲の良いメンバーとの飲み会で、頼れる緑先輩にも会えるので目標管理について聞いてみようと考えています。

葵さんが考える「目標管理」とは、年度の終わりに、次の年度の目標が上から下りてきて、それを達成するために何をしなければいけないかを考えて、実行するというものです。

上からは、「ベッド稼働率を90％以上にする」とか、「在院日数を16日から15日に短縮させる」とかいう目標が下りてくるけれど、私たち看護師は、患者さんの病状に合わせてよい看護をすることが目的なのだから、ベッド稼働率を上げたり、在院日数を短縮させるというのは、本来の仕事とはちょっと違うんじゃないの、と考えているスタッフが多くいるのも事実です。

そもそも目標って何なのか？

目標管理制度（ＭＢＯ）は、１９５４年にピーター・Ｆ・ドラッカーという人が、その著書の中で提唱した組織マネジメント手法の１つです。

ここで少しドラッカーという人はどのような人であるかを見ておきましょう。

ドラッカーは、１９０９年オーストリアで生まれた経営学者、経営思想家です。マネジメントの父と言われています。

東西冷戦の終結や知識社会の到来をいち早く知らせるとともに、「分権化」「ベンチマーキング」「民営化」等のマネジメントの主な概念と手法を生み、発展させました。ＧＥ、Ｐ＆Ｇといった世界的企業から、自治体、公共機関、ＮＰＯ法人、医療機関等多くの団体の顧問を務めました。日本企業にも多くの信奉者がいます。

さて、目標管理ですが、個別に何を達成させるのかを明確にし、個人と組織のベクトルを合わせ、最終的に個人の目標と組織の目標をリンクさせます。

その際、上司から一方的に指示し業務を遂行させるのではなく、個人が、組織の目標についてどのように考え、自身はどのように目標設定をするかを考え、上司やリーダーと共に話し合いリンクさせていくというものです。

この方法だと上司と共に話し合い、自ら考えて目標に向かっていくため、「やらされ感」がなくなり、組織の成功に貢献するという参画意識を持たせることができるので、個人個人が意欲的な取り組みができる、と言われています。

しかし、多くの場合は、その目標が上からの押し付けで、ノルマのようになってしまい、本来の意図とは異なる使い方をされているようです。

葵さんは、緑先輩に飲み会で「そもそも目標管理とは何なのか？」という疑問をぶつけてみました。

「葵さん、真面目ね、今日は飲み会だから楽しく飲まなきゃ。来週だったら時間が取れるからその時に話をしない」とやんわりと言われ、後日じっくり話し合う時間をとってもらいました。

POINT▼仕事の話はついでにしない

〈STORY 02〉

02 どんな人がリーダーに選ばれるのか

【緑先輩との対話】

「葵さん、リーダーの仕事ってどんな仕事か知っている?」

と開口一番、緑先輩に聞かれました。

突然の質問に葵さんは、びっくり。

ちょっと待ってください、と考えます。

「スタッフをまとめて仕事をすることです。私たち看護師の仕事は、医師の指示に基づいて患者さんの看護をしていくことだと思います。仕事をする際にスタッフをまとめるのがリーダーの仕事だと思います」

「ということは、リーダーの仕事は、スタッフをまとめることなの?」

「はい、スタッフと話し合いながら、意見をまとめるのがリーダーだと思います」

緑先輩は、葵さんの顔をじっと見ている。何か言わなきゃいけないと焦る葵さんは、「意見をまとめて、スタッフが仕事をしやすいようにするのがリーダーの仕事だと思います」と続けた。

「なるほど、葵さんは、リーダーの仕事はスタッフみんなの意見を聞いて仕事をしやすくすることだと考えているのね」

「先輩、私、リーダーシップもないし、そもそも師長に向いていないと思うんです」

「リーダーシップがないからリーダーに向いていないと思っているんだ」

「はい……」

葵さんは、小さくうなずき、下を向いてしまった。

●スタッフに信頼されている人がリーダーに選ばれる

リーダーとリーダーシップの違いについて考えます。

リーダーとは、チームの長を言います。つまり人に与えられた役割です。

ドラッカーは著書『未来企業』の中で、「リーダーに関する唯一の定義は、付き従うものがいることである」と言っています。

リーダーシップは、トレーニングでそのスキルを習得し向上させることができると言っています。

つまり、リーダーは、生まれつきの性格や備わった資質ではないのです。私たちが描くリーダー像はどんな人たちでしょうか?

「葵さん、リーダーは、リーダーシップがあるからリーダーになるのではなく、あなたを信頼しているスタッフがいるからこそ、師長になれたんじゃないかな?」

「そんなことないです。私より仕事のできる人もいるし、みんなを引っ張る力を持っている人もいます。私が突然師長になっただけで、スタッフに信頼されているわけではないと思います」

「葵さん、リーダーに最も必要なものって何だと思う？」

「スタッフを引っ張っていく力ですか？」

「それも一つかもしれないけど、一番大切なのは仕事に取り組む真摯さなのよ。その真摯さが、スタッフに信頼感を持たせて、この人なら信頼できると感じ、自分達の意思に基づいて、このリーダーについていこうと決める最も大切なことなの。このことをドラッカーは『付き従うもの』という表現をしているの」

「私は、葵さんはリーダーとして最も大切な、仕事に対する真摯さを持っていると思うよ」

「ありがとうございます。確かに私はこの仕事が好きだし、真面目に取り組んでいるつもりです。それで満足しているのです。それに、私はみんなを引っ張っていくリーダーシップはありません。私なんかより、技術がすごい人もいるし、発言力のある人もいます。そういう人こそ師長になるべきだと思います」

「確かに、あなたの言うことには一理あるわね。そういう意味じゃ私もリーダー失格ね」

緑先輩は葵さんをみて、「私を見ていてどう思う？」と聞きました。

「緑先輩は仕事もできるし、人を引き付ける魅力もあるし、良いリーダーだと思います」

「ありがとう。でもスタッフのなかには私より仕事のできる人もいるし、私に意見をはっきり言う人もいるわよ。

いろいろな人がいるわ。そんな人たちを引っ張っていく力なんて私にもないわよ。もしあなたの言うように、スタッフを率いるのがリーダーシップだったら、私にもないと思うわ。だって、スキルが一番高いのは柊さんだし、みんなの意見をまとめるのが上手いのは欄子さんでしょ」

POINT▼リーダーに一番大切なのは仕事に真摯に取り組む姿勢

〈STORY 03〉

03 リーダーシップを発揮するとはどういうことか

リーダーシップとは何かを考えてみましょう。

リーダーシップの lead は、率いるという意味があり、それから「チームを率いる」「指揮を執る」ということだと考えている人が多いようです。

その結果、その人のカリスマ性や、人を引き付ける魅力といった、その人に本来備わっている資質のようなものであると考えている人が多いようです。

しかし、ドラッカーは著書『プロフェッショナルの条件』で、「リーダーたることの第一の要件は、リーダーシップを仕事とみることである」と言っています。

「ねえ、葵さん」と緑先輩は続けた。

「昨年、患者さんたちを集めたクリスマス会があったよね。あれって主任さんや若手のメンバーが集まって企画するのよね」

「はい、昨年は私も参加しました。おもしろかったなあ。みんないろいろな意見が出てそれをまとめるのが大変。だけど患者さんが楽しみにされているイベントだから、みんな患者さんに楽しんでもらうためには何をすればいいか真剣に考えて、話し合いました」

「あのときの劇は好評だったね、あなたが考えたの？」

「いいえ、若葉さんと双葉さんの提案でした。細かいことで、みんなもめちゃって、結局私が一番年上だったので、調整役として意見をまとめました。

みんな真剣に患者さんに喜んでもらうために意見を出し合い、最終的に私が意見をまとめて、あの劇になったんです」

「大変だったわね。そのときあなたはみんなを率いていた？」

「いいえ。みんなの意見を聞いて調整しただけです。

ただ、目的が患者さんに楽しんでもらうことだったので、出てきた意見が目的に合っているかどうかを考えながら議論しました。それからが大変だったんです。タイムスケジュールや役割を決めて……。期限が決まっているから遅れないようにして……」

「葵さん。それがリーダーなの。そしてリーダーシップを発揮したのよ」


葵さんには、緑先輩の言っていることが理解できません。

？マークが頭の中をぐるぐる回っています。


「ドラッカーは、リーダーシップは、組織の使命を明確にメンバーに指示できることであり、リーダーとは、『目標を定め、目標に対しての優先順位の基準を決めて、その体制を維持していく者』と言っているの」

「だけど先輩、それとはちょっと違うような気がします。仕事とイベントを一緒にはできないのではないのですか？」

「確かに一緒にはできないけれど、ちょっと考えて。クリスマス会実行委員会の目的は『患者さんに楽しんでもらう』ことだったわね。これは全員で共有できていたわよね。その目的を達成するためにみんなで行動したのよね」

「はいそうです。確かにみんな『患者さんに楽しんでもらうために』という合言葉で集まっていました。楽しんでもらうために、芝居をしよう。そして少しでも元気になってもらおうと考えていました」

「それで大成功だったんじゃない。患者さんもすごく喜んでいたわ。翌日何人もの患者さんから『楽しかった』という感想を聞いたもの」

「葵さん。成功の原因を考えてみましょうよ」

葵さんは「クリスマス会実行委員会」について、始めから整理をしてみることにしました。

POINT▼リーダーシップとは組織の使命を明確にメンバーに指示できること

〈STORY 04〉
04 目標を達成するために リーダーに必要なコミュニケーション・スキル

「クリスマス会」は毎年1回の大きなイベントです。同じように「患者さんに喜んでもらい、少しでも元気になってもらう」ことを目的にしていますが、盛り上がる年とあまり盛り上がらない年があります。

しかし、委員になったメンバーは毎年忙しい業務の間に、一所懸命頑張っているにもかかわらず、なぜそんな違いが出るのかはわかりません。

毎年8月の終わりに実行委員として、若手師長、主任、若手の看護師が各病棟、外来から3名ずつ選ばれます。メンバーは毎年変わりますが、人数はここ数年20名です。

師長で1番年上の葵さんが自然にリーダーのポジションに就くことになりました。

「葵さん、みんな積極的に参加していた?」

「いいえ。ほとんどの人が上からの命令で、この忙しいときにどうして私が委員に選ばれたのかしら？　という人もいました」

「そうよね。どうしたの、そのような人については?」

「まず、一人ひとりに昼休みや仕事が終わった後に話し合いました。そうすると嫌だという人のなかにも、興味がある人や協力してくれる人もいることがわかりました。それから忙しいから、打ち合わせには出ることができるかどうかわからない、という人もいました」

新しいことを始めるときは、全員が賛成することはほとんどありません。賛成する人、反対する人、そして周りに影響される人（中間派）と大まかに3つの層に分かれます。

多くの人は「反対する人たち」が気になり説得しようとします。説得は困難を極めます。そして時間がかかります。その結果、なかなか事が前に進まない状況が生まれてきます。そうすると、どちらでもない人のなかには「進まないし、うまくいかないわ」と思うようになり、反対に回ってしまう可能性があります。

さて、葵さんはどうしたのでしょうか？

次の3つのなかから選んでください

①クリスマス会は毎年の行事だから協力するのが当たり前であることを伝えて、協力を要請した

②最初のうちは説得していたけれどあきらめて、他の委員と進めるようにした

③反対の理由と、どうすれば協力してくれるかを聞いてみた

【正解】は③です。

当たり前のことでも、改善できる、便利になることが明白だと思われることでも、反対の人は必ずいます。理屈ではなく感情的なことで反対していることがあります。

多くの人は新しいことや、変化することに本能的に拒否する性質があるそうです。

そんなときに理屈で説き伏せようとしても、考えを変えてくれることはほとんど不可能です。ドラッカーは「過去と他人を変えることはできない」と言っています。

では説得をあきらめて、他の人と進めた場合はどうでしょうか？　中間派の人が不満に感じます。中間派のなかには、できればやりたくないと思っている人もいます。そんな人は、反対派が参加しないのだから不公平だと感じて、反対派に回る可能性が高いです。

ではどのように訊けばいいのでしょうか？

それは次のように話すと効果的かもしれません。

①クリスマス会の実行委員になったことについてどのように考えているのか
②クリスマス会についてどのような考えを持っているのか
③なぜ委員会に参加したくないのか
④どうすればその状況が解消できると思うか
⑤その状況を解消するために自分も協力をすることを伝える
⑥最後に、クリスマス会を患者さんがどんなに楽しみにしているかを話し、自分も成功させて

患者さんを少しでも元気にさせたいという思いを語る

葵さんは、積極的でない人に、上記のような質問をして一人ひとりと話し合いました。

その結果わかったことは、「クリスマス会そのものを否定しているのではなく、仕事が忙しくて、委員会の準備のために抜けられない」ということでした。そこで、葵さんは看護部長に、相談しました。

部長もクリスマス会の重要性は感じており、ぜひ成功させたいと思っていることがわかりました。

そこで、部長から各責任者に「委員会のメンバーが出席できるようなローテーションを組むことと、そのことを各スタッフに徹底して、快く委員会に出席できる雰囲気をつくること」を確認してもらいました。

その結果、第2回目の委員会は、全員が出席しました。もちろん葵さんは部長にそのことを報告に行き、お礼を言いました。

「クリスマス会、頑張ってね。私たち管理職も応援しているから、何かあったら相談に来てね」と部長から言われて、葵さんはとてもうれしく感じて、「何が何でもみんなと協力して成功させなきゃ」と再認識したのです。

クリスマス会が成功した大きな要因は、この出来事だったのです。つまり、葵さんが、

①非協力的と感じていたスタッフとコミュニケーションをとり非協力的な理由を知ったこと、
そして、
②その理由の解消のために看護部長と管理職の協力を取り付けたこと、
さらに、
③その後どのように変化したかを看護部長に報告したこと、
これらの3点のどれが欠けても、成功しなかった可能性が高いです。

POINT▼「目標を定め、目標に対しての優先順位の基準を決めて、その体制を維持していく者」がリーダー（by・ドラッカー）

〈STORY 05〉

05 リーダーの第1のミッションは自分のこととスタッフのことをよく知ること

リーダーのミッションにはどのようなものがあるのでしょうか？

最初に取り組むべきリーダーのミッションは、スタッフのことはもちろん、自分のことをよく知ることです。

【ステップ1】 自分のことを知る

自分のことはよく知っている、と感じている人は多いと思います。しかし本当にわかっているのでしょうか？

自分を知るということは、次のような方法で一人でできるので、セルフワークしてください。

◎〈セルフワーク〉 自分の強みを知るシート

質問1　自分の強みは何ですか？

最近1年で、第三者から褒められたことを挙げてください。

その事象を書いて、なぜ褒められたか、良い評価をもらったかを考えその原因を挙げてください。どんな小さなことでもいいです。

患者、家族、上司や同僚から褒められたこと、感謝されたことを思い出してください。

例、専門スキルで資格を取った。表彰された。

質問2　強みを使って、今までどのような仕事ができましたか？

仕事上で、成功したことを挙げてください。資格を取ったり、表彰されたりしたことはどのようなことですか？

褒められたときはどのような仕事をしていたかを記入してください。

質問3　強みを伸ばす方法は？

どうすれば今まで成功したようなことが、今後も増やせるかをなるべく客観的に考えてください。

質問4　できなかった理由は？

今までやろうと思ってできなかった仕事はどんなことか、またその理由は何かを書いてください。

質問5　改善可能か？

今までできなかったこと、失敗してきた仕事の原因を考え、その原因が取り除かれたならば、成功できるかどうかを考えてください。そして、もし成功できるとすればその原因を取り除くにはどうすればよいかを考えてください。

質問6　自分の弱みを考えたときに、自分がしてはいけないことは何か？

自分がするよりも他の人がしたほうが明らかによい、他の人がしたほうが成功すると思うことを挙げてください。

おそらく十分に書ける人は少ないと思います。わからないときや書けないときは、上司や先輩に聞いてください。できるだけ第三者の意見を聞くことが大切です。

【ステップ2】スタッフのことを知る

①スタッフの強みを知るシート

スタッフ一人ずつの顔を思い浮かべて、一人ずつあなた自身の評価を記入してください。

◎〈セルフワーク〉スタッフの強みを知るシート

- **スタッフの強みは何か（良い点を思い浮かべてください）**
- **その強みを使って何をしてほしいかを記入してください**

②スタッフにもそれぞれ自分評価を記入させてください。【30～32ページの、「自分の強みを知るシート」参照】

③「自分の強みを知るシート」と「スタッフの強みを知るシート」に記入後、スタッフと面談を行なう。

あなたとスタッフは、2名から3名程度でディスカッションを行なう。

そのときのルールは「強みに集中すること」で「弱み」については追及しないこと。ただし、本人が弱みと思っているが、本当はそうではなく強みになる場合も多くあるので、お互いの情報の開示と交換が大切です。

【ステップ3】チームの強みを話し合い仕事の分担を決める

それぞれのスタッフが開示した自分の強み、他の人が評価したその人の強みを整理し、自分たちのチームの優れた点を話し合いながら、強みを前提に仕事の役割を分担していくことが大切です。

POINT▼リーダーもスタッフも自分の強みをよく知った上でチームの仕事の役割分担を行なう

〈STORY 06〉

06 リーダーの第2のミッションは目標を明確にすること

●みんなをやる気にさせる魔法のかけ方

リーダーの第2のミッションは、自分たちの仕事は何を達成しようとしているのか、という目標を明確にすることです。

「葵さん。全員が参加するようになった委員会はうまくいったの？」

と、緑先輩は葵さんに尋ねました。

「それが、うまくいかなかったのです。みんな考えていることが違って……」

最初委員会に出席しないという人たちのなかに、なぜか一人だけ積極的に発言する、菜花さという人がいたのです、と葵さんは続けました。その理由はよくわからなかったようです。それよりも中間派と見られた人からは、あまり発言が出ないのです。発言を求めても「決まったことには協力するから」と言われる始末、「積極的に発言してよ」と言ってもよい反応がないのです。

困った葵さんは、菜花さんに訊いてみました。

「最初私は忙しくて、この委員会に出たくないと思っていたの。だって、仕事と直接関係のないことなので、一人だけ仕事を抜けるのはみんなに悪いと思っていたのよ」

と話してくれました。

菜花さんは、師長から、クリスマス会の委員会に出るように言われ、その際に、その師長も何年か前の委員経験者だったときの経験を菜花さんに話したのです。

「そのとき、患者さんがすごく喜んでくれて、普段とは違う患者さんの喜び方を感じたそうなの。そして終わってからもしばらくは『あのときは楽しかったね』とベッドサイドに行くたびに患者さんに言われたそうなの。

いまでもそのときの委員会の人たちとも仲が良いし、助け合っているそうよ。だから私も患者さんが喜んでくれて、少しでも元気になれるためのクリスマス会にしたくなったのよ。たしか緑先輩もそのときのメンバーだったと言っていたわ」

と菜花さんは葵さんに自分の気持ちを伝えてくれました。

「緑先輩、そのときの委員会って何があったのですか?」

緑先輩は遠くを見るような目をして話し出しました。

「……そうね、あのときは私も上から言われていやいや委員になったの。そのときの委員長は今の看護副部長の大木さんだったの」

と緑さんは、そのときのことを話してくれました。

第1回の委員会で、大木さんは「このなかで積極的に委員になりたいと思って参加した人は手を挙げて」と問いかけました。

誰も手を挙げません。みんな上から言われて嫌々参加した人ばかりだったのです。

実際、緑さんもクリスマス会は恒例行事だし、患者さんのためになるかなという程度にしか考えていませんでした。

「ということは、ここに集まっている人は言わば、『烏合の衆』というわけね。つまり、目的もなく、ただ集まって何かするという人達の集まりね」

と全員を見回しました。

「じゃあ、私は今から『烏合の衆』を『目的ある集団に変える』魔法をかけるからね。みんな目を閉じて」

参加したメンバーは、戸惑いながら目を閉じました。いったい何が始まるのだろう？　という期待を持ちながら……。


ドラッカーは、組織はすべて、人と社会をより良いものにするために存在する。すなわち、すべての組織にはミッションがある。目的があり、存在理由がある。

そして、リーダーたる者は、組織の全員がミッションを理解し、信条とすることを確実にしなければならないと言っています。

「ミッション」とは組織そのものが存在する理由を表現したものです。日本語では『理念』という意味です。ミッションは、組織が果たすべき役割を表現しています。

そして、ミッションの共有こそが、スタッフのモチベーションを上げて高い生産性を確保することができると言われています。

それはなぜかを考えてみましょう。

結論から言えば、働く人と組織との関係が逆転したのです。

以前は、組織があって、そこに働く人がいた。つまり、働く人はその組織に依存して、組織がなければ仕事ができない状況でした。

しかし、知識労働者が増加することによって、「今では彼らが組織を必要とする以上に、組織が彼らを必要とする。力関係が逆転した」とドラッカーは言っています。

知識労働者を組織に引き留め、充実した仕事をしてもらうために組織は何をしなければならないかを考えなければならないのです。

つまり、リーダーにとっての最大の仕事は、スタッフが自分の実力を最大限に発揮することができて、そのことがいかに社会に貢献しているか、どのような意味を持つかを共有化することなのです。

大木さんは、

「なんのために皆さんは集められたのかを考えてください」

と質問しました。

一人が答えました。

「クリスマス会で行なう催し物を考えるためです」

「なるほど、ほかに意見のある人はいますか?」

なかなか意見が出ません。

「なぜクリスマス会を毎年するのですか?」

「ずっと前から決まっているから」

「誰のためにするのですか?」

「患者さんのために……」

「本当に、患者さんのために、なの?」

全員がうなずいているようです。

「じゃあ聞くけど、患者さんのためにクリスマス会をするならば、患者さんにどうなってほしいのかな?」

「患者さんに楽しい時間を過ごしてほしい……」

「退屈な入院生活のなかで少しでも楽しい思いをしてほしい……」

いくつかの意見が出ました。

さらに大木さんは続けます。

「ちょっとだけでも、元気になってほしいわね。

じゃあ、今度はクリスマス会で、患者さんが喜んでいる風景を想像してみて」

そのとき、緑先輩は、患者さんが寸劇を見て喜ぶ風景が浮かんだそうです。

「では、患者さんはどんな気持ちでクリスマス会に来るのか想像してみて」

「暇つぶし」「楽しくなりたい」「ウキウキしたい」「プレゼントが欲しい」といろいろと思い浮かびます。

ある人は「なんかわからないけど、クリスマス会が終わっても、楽しかったね、と患者さんから声を掛けられる景色が浮かんだ」と言いました。

「プレゼントをもらって喜んでいる人もいる」

最初のころとは、打って変わって多くの意見が出始めました。

大木さんは「みんなの顔、なんとなく笑顔になってきたわよ」と言い、「じゃあ、どんなクリスマス会をするかをそれぞれ思い浮かべて」と言い、しばらくして目を開けてもいいよと言いました。

緑先輩は「不思議なんだよね。患者さんの笑顔を思い浮かべるうちに、クリスマス会を成功させなければという気持ちになっていて、みんなもそんな気持ちになったのよね」と言いました。

これが大木さんが、メンバーにかけた魔法です。

なんとなく集まっていたメンバーが、目的のある集団に変化した瞬間なのです。

POINT▼自分たちは何を達成しようとしているかという目標を明確にする

〈STORY 07〉

07 管理者が自分に問うべき5つの質問

ドラッカーは、管理者は、次の5つの質問を徹底的に考え、答えを得なければならないと言っています。

その5つの質問とは、

①われわれのミッションとは何か?
②われわれの顧客は誰か?
③顧客にとっての価値は何か?
④われわれにとっての成果は何か?
⑤われわれの計画は何か?

です。

それぞれの質問について事例を交じえて見ていきましょう。

●【質問①】 われわれのミッションは何か?

みんなから意見を引き出し、目的に到達するというミラクルを起こした大木さんはまず、

管理者が問うべき５つの質問

①われわれのミッションとは何か？

②われわれの顧客は誰か？

③顧客にとっての価値は何か？

④われわれにとっての成果は何か？

⑤われわれの計画は何か

「なんのためにクリスマス会実行委員会があるか」

と質問しています。

催し物を考えるためと考えていた委員が多くいましたが、質問を重ねるごとに、

「患者さんに喜んでもらう」

「患者さんが少しでも元気になるように」

という目的に到達し、委員会全員に、委員会の目的を共有させました。これがミッションです。

そのときに、大木さんは患者さんが喜んでいる風景を想像するようにと言っています。このことによって、メンバーは、クリスマス会で喜んでいる患者さんが具体的にイメージできたのです。

緑さんは「寸劇を見て喜んでいる患者さん」をイメージしました。

この具体的イメージがビジョンなのです。

ミッションとビジョンはよく混同されて使われますが、ビジョンはミッションが達成されたときの具体的状況や状態を表わします。ミッションが抽象的なものであるのに対して、ビジョンは具体的な状況を表わすものなのです。

●【質問②】われわれの顧客は誰か?

この質問は一見簡単そうに思えます。

最初の「クリスマス会の催し物を考える」という目的だと、「催し物をする人」つまり自分たち職員のために考えることになりませんか？

そうすると議論で「忙しすぎてできないよね」「協力してくれないよね」という意見が出てきて、結局中途半端なものしかできなくなってしまうのです。

しかし、ここで「患者さんのために」「退屈な生活を送っている入院患者さんのために」と特定し共有しました。

ではどんな患者さんでしょうか？

「クリスマス会に参加する患者」だけでしょうか？

「クリスマス会に参加したいけれど、何らかの事情で参加できない人」はどうでしょうか？

いろいろと考えると一筋縄ではいかない質問です。

●【質問③】顧客にとっての価値は何か？

価値という言葉は、「物の値打ち」とか「有効性」を意味します。

ここでは「実際に顧客が求めるもの」ということです。

たとえば、棚を吊るのにどうしても板に穴を4つ開けたいから、ドリルを買うためにホームセンターに行くとします。

そのときに、あなたは店員にドリルのことを尋ねるでしょう。

その際、その店員が熱心にドリルの説明をしたとして、あなたは熱心に聞くでしょうか？ドリルを使って日常的に作業をする人は、むしろ少数派です。多くの客は、穴の開いた板が欲しいのです。その場合、顧客が求めているものは「ドリル」ではなく「穴の開いた板」なのです。

多くの場合、顧客は、購入するそのものを求めているのではなく、そのものを使って得ることのできるもの（＝価値）を求めているのです。購入するものは価値を得るための媒体でしかありません。

時間を正確に知りたいという人は高価な時計を買うでしょうか？もしそれが目的ならば携帯電話で十分です。一方、何百万円もする時計を買う人がいます。この人たちは時計に何を求めているのでしょうか？

正確な時間ではなく、その時計をすることによる優越感、見栄かもしれません。人によって求める価値が違います。

自分が良かれと思って説明していることが、実際は的外れだったということがよくありませんか？

顧客が何を望んでいるかは、顧客に尋ねなければなりません。

だから緑さん達は、クリスマス会に出席したいと言っている患者さんに「クリスマス会にどうして出たいの？」と聞いて回りました。

その結果「クリスマスなんてそんなハイカラなものは合わない」と言いながら、「少しでも楽しい時間が送りたい」「笑顔になりたい」という声が出ました。

●【質問④】われわれにとっての成果は何か？

成果とは目標です。何を以て成功したかどうかの基準になるものを、客観的に設定する必要があります。

数字で表されるものもあります。これを定量評価と言います。

数字では表せないけれども、「こんな状態になっている」、これを定性評価と言います。

大木さんは「じゃあ、クリスマス会がどのようになったら成功と言えるか考えましょう」と言いました。

「えーっ！　やるだけじゃダメなんですか？」

「当り前じゃないの。クリスマス会をやることが目的じゃないよね。何のためにやるか？　そしてそれはどのような状態になったら成功かという基準がなければ、やってもやらなくても同じでしょう。さあ基準を決めましょう」

大木さんはみんなを見回しました。

「たくさんの患者さんが見に来る」「そうだよね、一人でも多くの患者さんが来てくれたほうがいいわよね」と私たちが口々に言うと、大木さんは、

「たくさんって何人くらいなの？」

ただ、何かをやるだけと考えていた人たちは大木さんが何を言っているのか一瞬わからなかったの、と緑先輩は続けました。

「場所は食堂だから、食堂を満員にすることかなあ？」

という意見が出ました。

「大変よ、いろいろな病状の人がいるし」「食堂に来られない人もいるよね」といろいろな意見が出ました。

そして意見をまとめて大木さんは、

「じゃあ皆さんの意見は、クリスマス会が成功したかどうかの判断は、食堂を満員にすること。じゃあ来られない人たちはどうするの？」

「そうよね。食堂に来られる人はいいけれど、来られない人は寂しい思いをするかもしれないわね」

「仕方ないじゃないの。その人たちだってクリスマス会に来ることを最初からあきらめているのだから……」

「そうだね、来られない人には何にもできないからね」と、食堂に来られらない人は仕方ないよねという方向に決まりかけました。

「私たちのミッションは何だった？」

緑さんは思わず声を出したそうです。

「〝患者さんが少しでも元気になる〟ということだったよね。食堂に来られなくて寂しい思いをするかもしれない患者さんは患者さんじゃないの？　仕方ないのかもしれないけれど、来られなかった患者さんは、食堂でのイベントが楽しければ楽しいほど寂しい思いをするんじゃないですか？」

「なるほどね。緑さんは来られない患者さんが、寂しい思いをするのではないかと考えたのですね」

そのとき緑さんは、寝たきりで何かあるごとに『いつも悪いねえ。早くお迎えがきてくれればいいのに……』と言っている細木さんという患者さんの顔が浮かんだそうです。「細木さんを笑顔にしたい」と続けました。

うーんとみんな黙ってしまいました。

「確かにね。それができれば最高だね」

という声が出ました。

その後しばらく沈黙が続いたとき、

「確かに細木さんはもっと寂しくなるかもしれないね。細木さんみたいな患者さんはたくさんいるよね。なんとかしたいね。みんな私たちの患者さんだからね」

「良くわからないけれど、患者さんみんなが元気な気持ちになっていただかなければいけないよね」

という意見が大半を占めました。

そこで、大木さんが、

「私たちクリスマス会実行委員会の成果は、①会場である食堂を患者さんで満員にすること、②食堂に来られない患者さんにも元気になってもらうことの2つでいいかしら？」

スタッフ全員がうなずきました。

●【質問⑤】われわれの計画は何か？

次に、具体的に成果を達成するためには、何をしなければならないかを話し合いました。大木さんはまず、タイムスケジュールを確認することから始めました。

「クリスマス会は12月20日の午後5時から。あと3カ月ね。時間はあるようでないわよ。何しろ2つの成果を出さなければいけないんだからね。どうしたらいいと思いますか？」

「2つの成果は別々なので、それぞれのチームに分けたほうがいいと思います」

という意見が出ました。

「食堂に来る人を元気にするチームと、来ることのできない人を元気にするチームと2つのチームをつくるのね」

「じゃあ、〝食堂元気チーム〟は夏実さん、〝来られない人元気チーム〟は緑さん、リーダーお願いね。みんないいですか？」

と聞いても、チームのメンバーの反応は「……」。

「いつの間にかチームの名前も決まっていて、『クリスマス会実行委員会』も通称〝元気実行クリスマス委員会〟として院内全体に告知したの」

「それからチームに分かれて、何をするか？　そこではどのような準備が必要かなどを洗い出して、タイムスケジュールを決めて実行したの。1週間に1回必ずお互いの進捗状況を話し合って、調整したわ」

「今でもやっている一人ひとりの患者さんに渡す、担当医師と看護師の寄せ書きも、たしかそのときから始まったんじゃないかな……」

と大木さんは話してくれました。


ここで、「元気実行クリスマス委員会」について整理してみましょう。

最初、1段階目に、委員会は何のために存在するのかを話し合いました。その結果「クリスマス会の運営を行なう」ことから「患者さんを少しでも元気にする」という目標をつくりました。これがミッションです。

そして「元気実行クリスマス委員会」というわかりやすい言葉でミッションを言い換えました。ドラッカーは、ミッションは短いほうがいい、できればTシャツに書けるくらいがいいと言っています。

次の2段階目に、「誰のために実行委員会はあるのか」を話し合いました。その結果「入院生活を送っているすべての患者さん」ということで一致しました。

3段階目に、患者さんが望んでいることを考えました。クリスマス会で患者さんが何を望んでいるかを考え、患者さんに直接聞いて回りました。そこで、「少しでも笑顔になる」「元気になる」というキーワードが出てきました。

4段階目では「クリスマス会が成功したかどうかの基準」を決めました。

何事も基準がなければ、ただの集まりがなんとなくやっている、その結果「頑張ってよかった」という自己満足に終始してしまいます。

誰が見ても成功したかどうかがわかる基準をつくりました。その過程で2つの基準を決めました。目で見える客観的な基準（会場を満員にする）と、何日か経っても「楽しかったね」と患者さんに言ってもらえるようにするという目に見えない目標の2つを決めました。

最後のステップは、計画です。

それぞれの役割を決めてタイムスケジュールを確定する、そして進捗状況を確認することをしています。

まとめると次ページのような図になります。

読者の皆さんのなかにはすでに気づかれている人もいらっしゃるかもしれませんが、大木さんは一度も指示らしい指示を出していません。委員全員で議論し、進むべき方向を決めていたのです。

ドラッカー5つの質問（関係図）

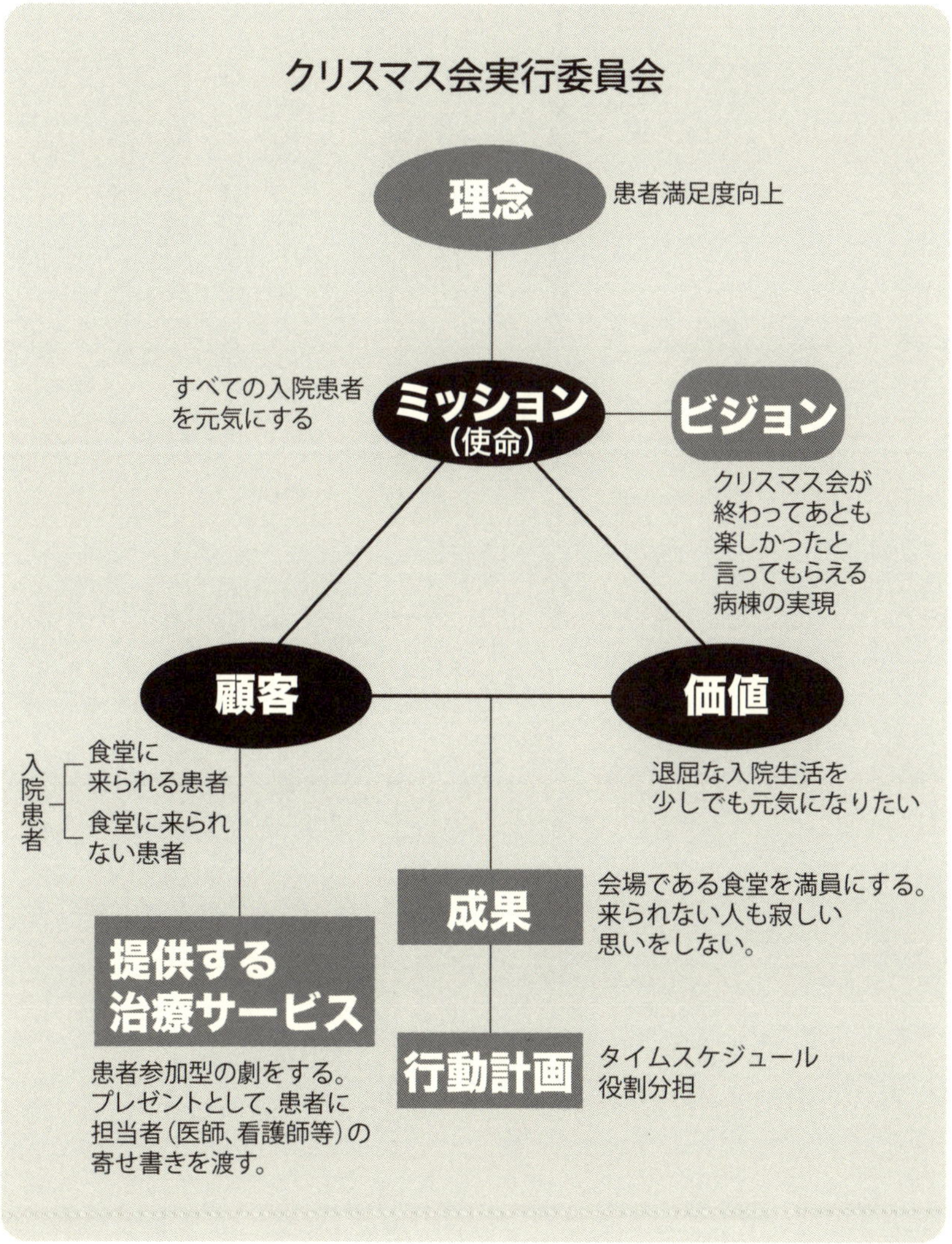

なぜできたのかを考えてみてください。

葵さんは、緑先輩の話をもう一度一人になって考えました。

大木副看護部長の話の進め方、「魔法」をかけられたように、委員会のメンバーは心を一つにしていろいろな意見を出し合い、クリスマス会を成功させました。

葵さんは改めて「リーダーは役割」で、「リーダーシップは仕事だ」という言葉を思い出しました。

大木副看護部長は、「魔法」を使ってリーダーシップを発揮した、自分にもその魔法が使えるかどうかを考えました。

POINT▼リーダーは役割で、リーダーシップは仕事

〈STORY 08〉

08 どんなリーダーになりたいか

葵さんは、自分がどんなリーダーになりたいのかを考えました。

やっぱり大木副看護部長はすごいなあ。優しいし、仕事もできるし、人望もあるし、私はとてもあんなふうにはなれないな……。

葵さんは、自分の上の4人の先輩リーダーを思い浮かべました。

緑先輩は、優しいし、頼りがいがある。仕事もできる。

柊先輩は、仕事はできる分、部下に厳しい。頼りがいはあるんだけど近寄りがたい。

楓先輩は、いい人なんだけど、あまり頼りがいがないな。

松葉先輩は、厳しいなあ。規律をきちんと守らせることに重点を置いているなあ。

私は、柊さんや緑さんのように仕事はできないと思うけれど、緑先輩みたいになれたらいいなあと何となく感じています。

葵さんは4つのチームを思い浮かべました

4つのチームの雰囲気

チーム	スタッフの雰囲気
緑チーム	和気あいあいとして仕事をしている。スタッフが仲良くしている。ただ、ちょっと厳しさがないので、物足りなく思っている人もいる。しかし、スタッフ間で信頼関係があり、助け合って仕事をしている雰囲気である。
柊チーム	統制がとれている。仕事ができるチームに見える。ただみんなちょっと疲れているので、その点陰で不平を言っている人もいる。退職や転属の希望が時々出る。
楓チーム	確かにいい人でみんなの意見を聞いてくれるけど、決断が遅くてみんなバラバラの感じがする。楓さんの悪口や批判も口に出している人がいる。退職を考えている人もいる。
松葉チーム	一見統制がとれているようだけど、融通が利かないので、みんなぎくしゃくしている。上辺だけ取り繕っていて、難しい仕事はスタッフに丸投げしている。みんな考えていることがバラバラで不平を持っている。退職を考えている人もいる。

うーん、みんな違うなあ。

私はどのタイプなのかな？

できれば緑先輩タイプになりたいなと考えていました。

リーダーのタイプの分け方にはいろいろあります。今回はコミュニケーションにフォーカスしたリーダー像を考えます。以下ダイヤモンド社刊行の『ハーバードビジネスレビュー2014年1月号』の論文「求められる2つの資質　温かいリーダーか強いリーダーか」（ハーバードビジネススクール准教授　エイミーJ・C・カディ、KNPコミュニケーションズパートナー　マシュー・コフート、ジョン・ネフィンジャー）より引用・参考にしました。

〈ニッコロ・マキャベリは『君主論』のなかで「愛されるより強いほうが安全である」として強いリーダーを希求した。現在でも多くのリーダーは自分の強さや能力を強調する傾向にあるが、本稿の筆者たちは、これは誤ったアプローチであると言う。まず温かみを示して信頼関係を築かなければ、強さは、恐怖や敵意しか生まず、リーダーに心から同調することはないだろう〉（『ハーバードビジネスレビュー2014年1月号、34ページ参照）と言っています。

リーダーの2つの資質、つまり「愛される人になるべきか」それとも「恐れられる人になるべきか」という点はマキャベリの時代から議論されてきたことです。

この「ハーバードビジネスレビュー」に掲載された論文によれば、リーダーの資質を測る様々

資質	特徴
愛される人	温かさ、共感力、信頼性
恐れられる人	強さ、主体性、能力

な性質がありますが、「温かさ」と「強さ」以上に影響力の強いものはなく、心理学の分野では、他者に対するプラス、またはマイナスの印象を決定する要因の90％以上がこの2つの特徴に関連すると考えられています。

ではどちらが望ましいかと言えば、まず「信頼関係をつくらなければならない」と、この論文では言っています。

多くのリーダーは職場における強さや、能力、資質を強調されてリーダーになります。信頼関係ができる前に「強さ」をアピールすると相手は構えてしまい、恐怖心すら持つようになるそうです。「恐怖」とは、「激しい」感情であり、その影響はなかなか消え去らず、われわれの記憶に焼き付くのです。

恐怖心は認知面のポテンシャルや想像力、問題解決能力を蝕むために、スタッフは身動きが取れなくなり、場合によっては退職したりすることになると言います。

信頼関係のない職場では、各自が自分の利益の保護に神経をとがらすことになりがちになり、他のスタッフに手を貸したりしても評価につながる保証がないために、助け合う行為にさえ消極的になってしまう可能性があると言います。

次ページの図は「リーダーのスタイルによって変わるスタッフの反応」を示しています。能力と、温かさとの関係を示しています。私たちは自分の能力を上げて、自分の能力を他の人に示そうと考えます。

しかし、能力が認められていても、温かさがない場合は、それは、他の人やスタッフから尊敬と反感が入り交じった嫉妬の感情を持たれがちになってしまいます。

逆に「温かさ」は高いけれど能力がない場合、スタッフは、「何とか助けたい」という気持ちになるが、そこに敬意がなければ、最終的には馬鹿にされてしまう傾向があるようです。

葵さんの4人の上司のタイプをもう一度見てみましょう。

- 能力はあるが温かみに欠ける柊さんタイプ
- 温かさはあるが能力が低い楓さんタイプ
- 能力も温かさも低い松葉さんタイプ
- 能力と温かさが認められている緑さんタイプ

おそらくこれからリーダーになる人は、緑さんタイプを目指すと思います。

しかし、いろいろなタイプの人が出てくるのはなぜでしょうか？

そして、リーダーのタイプによって結果が大きく変わってきます。

リーダーの多くは、経験が豊富な人や業務能力が高い人が選ばれる傾向があります。

その結果、「リーダーは仕事ができるベテランなので、仕事ができて当たり前だ」「地位が人

リーダーのスタイルによって変わるスタッフの反応

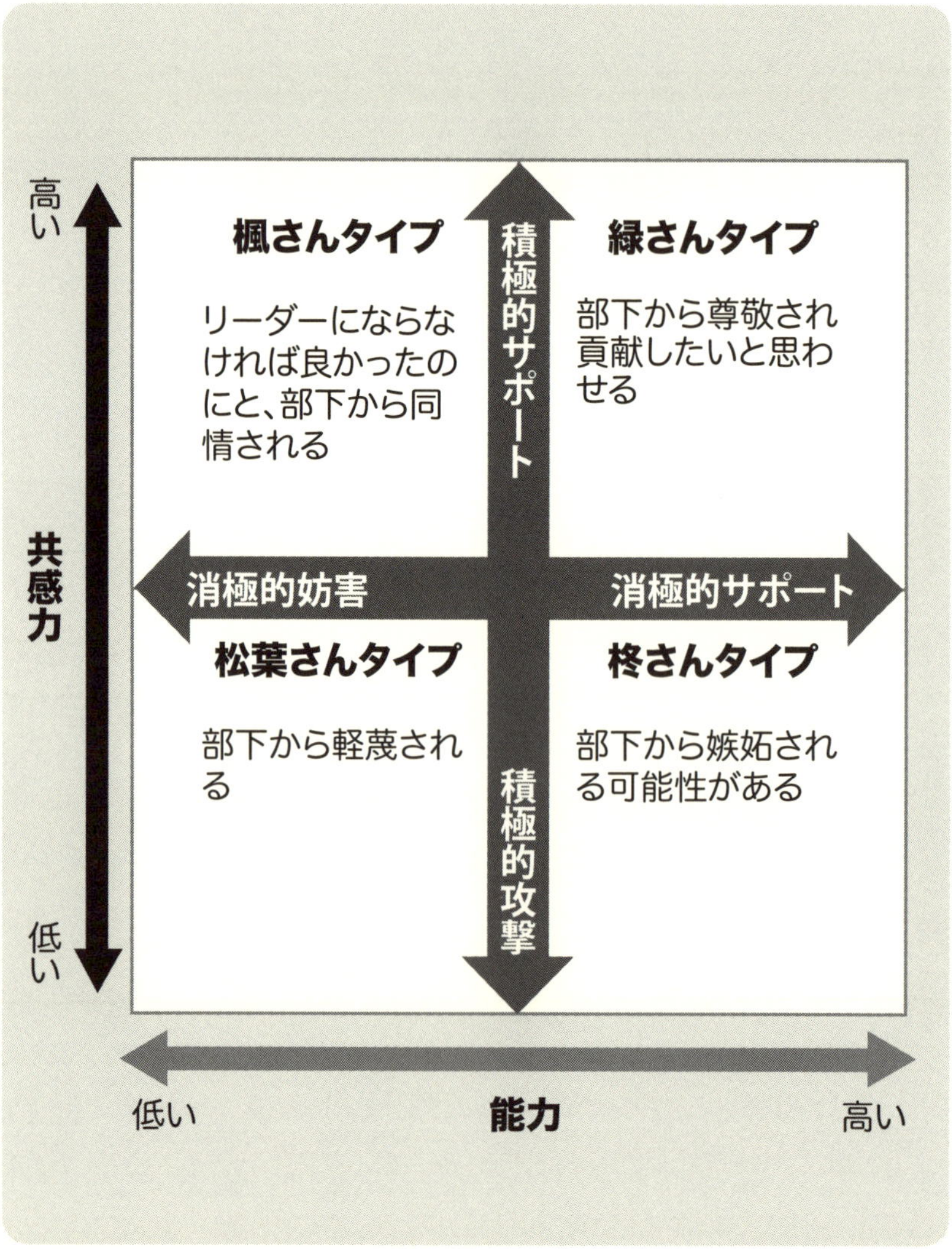

を創る」といった旧来からの考え方から脱却できていないのではないかと考えます。

経験と勘で、「リーダーは思い切りと度胸」という従来のＫＫＤ（経験と勘と度胸）という面だけが強調されてしまった結果、それぞれの人間性と努力にゆだねられてきたことが大きな原因です。

つい10年前までの病院経営は、どちらかと言えば急性期病院が主役で、療養型病院の数は少なく競争相手もいませんでした。ところが昨今の医療機関を取り巻く経営環境は、大きく変化しています。医療機関の主役は急性期病院から、療養型へと移行しつつあり、療養型病院が多くなり、競争が激化しています。

しかし、現場はその変化をとらえることができず、リーダーの仕事の分析をしなかったため、依然として旧来型の経験にたよったリーダーが多いため、現場の環境変化に対応できていない状況が起こっているのではないでしょうか。

もしドラッカーの言うように、リーダーシップが仕事であるとすると、その手順書のようなものがあり、習得するためのプロセスが明確に存在すると考えます。

葵さんが目指す大木副看護部長、緑先輩になるためには、何をしなければならないかをステップごとに考えていきましょう。

POINT▼「リーダーシップは仕事である」とすると明確な手順書が必要になる

〈STORY 09〉

09 看護師長がまず最初にすべき仕事

●看護師長が最初にすべきは「部下とのコミュニケーションを図る」こと

リーダーには次ページのような5つの仕事があります。
それらは大きく分けて2つの側面があります。

①業務を推進し目標を達成するために組織力を上げる分野
②スタッフ個々の力を上げて最大限の力を発揮できる環境を整備する分野

最初に何をするかは、もちろんゴールを決めることですが、看護師長やリーダーという中間管理職のポジションでは、目標設定を最初にするよりも、スタッフとのコミュニケーションを図ることが最初の仕事かと考えます。

特に葵さんのような新任の管理職にとっては大切なことです。

孫子の兵法の冒頭に、「戦争をするときの心構え」があります。5つ大切な事柄があると言っています。

リーダーの（管理者）役割

仕事の側面	人の側面
目標の設定	動機付けを行ないコミュニケーションを図る
組織をつくり仕事を割り当てる	
仕事の評価測定	人材を育成する

道、天、地、将、法だと言っています。

最初の「道」こそが、部下とのコミュニケーションのことだと思います。

「道」とは、人民達を上の人と同じ心にする、つまり、リーダーとスタッフの信頼関係を図り、業務を推進することが大切であると最初にあります。

そのためには、スタッフとのコミュニケーションが必要ですが、そのための手順には次のようなものがあります。

◎スタッフとのコミュニケーションを図る手順

・自分たちは何のために仕事をしているかをスタッフと一緒に考える

↓

・自分の強みをリーダー、スタッフそれぞれが強みシート（67ページ【シート1】参照）に記入する

↓

・リーダーは、スタッフの強みシート（68ページ【シート2】参照）に自分が考えているスタッフの強みと期待する仕事を記入する

↓

・前記の用紙シートを持参して話し合う

さて、スタッフと、何をどのようにコミュニケーションをとればよいかを考えていきましょう。

スタッフは友達ではありません。一緒に仕事をしていくパートナーです。単に「スタッフときちんとしたコミュニケーションをとれ」と言われても何を話せばよいのか、人によってばらばらです。そうならないためには、仕事を軸としたコミュニケーションをとることが重要です。

その順番が前ページのチャートのようになります。

リーダーがリーダーたる仕事をする最初の仕事が、自分と部下の〝棚卸し〟です。

まずは、どれだけ自分が部下のことを知っているかを考えてください。

●部下と何の話をするか?

スタッフとの良いコミュニケーションをとるためには手順があります。

【手順1 ミッションを話し合う】

まず、自分たちが何のために働いているかを話し合ってください。

いわゆる「ミッション(使命)」です。

前述の「クリスマス会」の例では、「患者が元気になる」というミッションを掲げました。

組織が存在する理由は「外の社会を変えること」にあります。決して数字を上げることや、医療行為や看護業務を行なうことではないのです。

例えば、「褥瘡をなくすこと」は仕事の目的ではなく、何かを達成するための手段です。まず自分たちが働く目的を統一してください。

〈ミニワーク〉ミッションを考えるためのシート

・あなたは何を達成するために働いていますか？

・あなたの組織は何を達成するためにあると思いますか？

・あなたが目的を達成するために、最も必要と感じているものは何ですか？

・なぜそのように考えているのですか？

・あなたのミッションを表わす言葉を考えてください？

【手順2　自分たちの強みを話し合う】

スタッフを一人ひとり思い浮かべてみてください。

良い点、悪い点いろいろ浮かんできます。私たちは残念ながら良い点よりも悪い点のほうが多く思い浮かんでしまいます。

そして、暗い気持ちになります。

けれども、欠点ばかりを思い浮かべていても、仕事の良いパートナーにはなりえません。

ドラッカーは「人は強みでしか成功しない」と言っています。つまり、スタッフを観察する目的は「スタッフの良い点」を見つけることなのです。

「良い点」を通じていかに仕事を振り分けるかが大切になります。

◎心構え1　スタッフの強みを観察する
スタッフとのコミュニケーションは、仕事を通じてスタッフの強みを観察する。

◎準備1　強みシートを用意する
事前に準備するものがあります。何も準備せずにスタッフと話をすることは時間の無駄になります。

まず、自分を棚卸することから始めます。

そして、次ページのような「自分の強みシート」を用意して、記入してください。

【強みシートの書き方】自分の強みを考えてみよう（＝自分の棚卸しの仕方）

ポイント①　自分の強みを考える

例えば自分で行なった仕事の方法が、過去1年くらいでうまくいったかどうかについて考えてください。

業務上成功したこと、上司に褒められたことを思い出して、書き出します。

そして、なぜ成功したか、褒められたかの理由を書き出してください。

ポイント②　成功したこと、褒められたことで、何が変わったかを考えてください

具体的には、病院や患者さんに何が貢献できたかを考えてください。

ポイント③　自分が勉強したいこと、伸ばしたい能力を記入してください

なぜそう考えるのか、その理由を記入してください。

ポイント④　以上のことに注意して次ページの自分の強みシートを書いてみましょう

【シート 1】自分の強みシート

1．仕事上で一番の強みは何だと思いますか？

2．それによって患者さんや病院の何が良くなったと思いますか？

3．今後勉強したいことや伸ばしたい能力はありますか？

4．自分の弱みは何だと思いますか？

5．自分がすべきでない仕事、したくない仕事は何ですか？

前ページの「自分の強みシート」は、面談予定のスタッフにも記入させてください。

次にスタッフの顔を思い浮かべながら、「スタッフの強みシート」を作成します。

そのときに、自分の強みシートに記入したときと同じように、スタッフが過去1年くらいで、成功した仕事や出来事を思い出してください。

そして、その成功の原因を記入してください。

◎準備2　スタッフの強みシートを用意する

【シート2】スタッフの強みシート

スタッフ名	強みや卓越している点	その卓越性を考えてどのような仕事をしてもらうか

パート１=68ページ=シート２図

●スタッフとの面談の進め方

スタッフとの面談の過程は非常に大切なポイントです。

ポイント①　1対1で話す

まず、1対1で話し合ってください。

スタッフ各自が仕事の目的をどのように考えているか、自分をどのように考えているかを聞いて、そして、自分の考えを話してください。

ポイント②　1人30分はかける

1人最低30分はかけて話し合ってください。

ドラッカーは1人45分は話し合うようにと言っています。

「ちょっといい？」ではなく、「このようなことで話し合うので、30分から45分、時間をとってください」と言ってください。

このように言うと、リーダーの人からは時間がないと言われます。しかし、この行程なしには、信頼関係は構築できません。

ポイント③　1人のリーダーが管理できるのはせいぜい5、6名

時間に限りがあるように、リーダーの目が届くスタッフの数にも限りがあります。

1人のリーダーが目を配ることができるのは、せいぜい数名（5～6名）程度です。それ以上だとリーダーとスタッフのコミュニケーションはうまくいきません。

もしあなたのチームが20人だとすると、少なくとも3チームが必要です。

そして、そのチームのリーダーであるあなたは、それぞれのチームリーダーと、各チームリーダーは、チームのスタッフと同じことを話し合うことになります。

ポイント④　個人面談のあとはチームで話し合う

個人面談が終了した後、チーム全体で話し合います。チームでそれぞれの考えていることを共有します。

多くの場合、リーダーはプレーイングマネジャーだと思います。その場合は自分のチームと各チームの責任者との話し合いの場を持たなければいけません。

この項目で大切なことは、リーダーからスタッフまで、同じ帳票を使い、同じ質問をすることにあります。

そして、それぞれの立場でその質問に回答することです。

中堅スタッフから新人スタッフまでの考え方が可視化することにより、考え方がわかるだけでなく、成長度合いも確認することができます。また、管理手法として病院としての共通言語ができ、情報共有の第一歩になります。

なぜ、このようなことをしなければいけないかを少し考えてみましょう。

ドラッカーは、労働者は大きく2つに分類されると言います。それぞれの特徴を簡単に次ページに表にしましたが、先進諸国では、労働者の8割以上が知識労働者であり、その管理については大きな課題になっています。

特に日本では、知識労働者の生産性が低いと言われ、転職率の高さも問題になっています。そして、急速に増加している新しい労働者のタイプがあります。知識労働者のなかから生まれてきた新しいタイプの労働者です。

彼らは、ある一定の定められた教育を事前に受け、資格試験に合格して職業に就いた人達です。つまり、決められた教育や試験に合格しないと就けない職業が生まれてきたのです。

ドラッカーはこの労働者を「テクノロジスト」と名づけました。

「テクノロジスト」の特長は専門技術者であり、多くは、自分の専門の技術を高めることに最も比重を置いている人達なのです。

就職するときの選考基準では、「専門技術力を高めることができるか?」「自分のスキルが正当に評価されるか?」「スキルが発揮できるか?」というスキルに重きを置いています。

医療機関はまさにテクノロジストの集団です。そこに医療機関の人事管理の特殊さがあるのかもしれません。

働く人が仕事や職場に求めているものは、どの種類の労働者にかかわらず「公平感」「達成感」

労働者は大きく２種類に分類される

労働者	肉体労働者	知識労働者	
		従来の知識労働者	テクノロジスト
産　業	第一次産業 第二次産業	第三次産業	あらゆる産業に可能性あり
特　長	目標がはっきりしており、業務をマニュアル化しやすく、ある程度熟練すれば、生産性の差はあまりない。雇用されるためには設備や、働くための機械や道具が必要であり、雇用はどちらかと言えば、雇用主サイドに決定権がある。	仕事のやり方は、それぞれの人のやり方に任されることが多く、人によってやり方が違う場合がある。また同じような方法でも結果が人によって変わる場合がある。働くためには、その人のスキルや能力が重要であり、大きな設備は必要がないので、比較的転職の自由がある。	ある一定の条件が備わらなければ、その職業につけない人。 組織よりも自分の専門性を追求する傾向がある。

「連帯感」の3つだと言います。

これら3つをすべて満たすことができれば、まさに長期的な高業績を上げることが可能であると言います。

そのためには人と人との職位や職能を超えた「パートナーシップ」がなければならないのです。「パートナーシップ」とは、共通の目的に向かって共に働き、お互いが相手の利益や、ニーズに関心を持ち合う関係を言います。

つまり、相手を信頼し、自分と相手のために行動できる環境であるかどうかなのです（『熱狂する社員～企業競争力を決定するモチベーションの3要素』著者、デビット・シロタ、ルイス・A・ミスキンド、マイケル・アーウィン・メルツアー共著／スカイライトコンサルティング訳／英治出版刊参照）。

肉体労働者は、仕事の方法やアウトプットが客観的にわかり、仕事に対する評価基準や、達成感も具体的にわかります。また同じものをつくっているので、連帯感も生まれます。

しかしながら知識労働者の場合、目標を達成する方法は人によって違ったり、成果も可視化しにくいです。

特にテクノロジストでは、達成しようとする目標がばらばらの可能性があります。

そうした職場において、同じ目標を実現するためには「何のためにわれわれは働いているのか？」ということを共有しミッションを達成するために、お互いの強みを理解し、信頼できる関係をつくるコミュニケーションこそが第一歩と考えます。

葵さんは、スタッフに、「何のために仕事をしているのか」を訊いてみました。

みんな「患者さんが、安心、安全に入院できる病棟」という点ではなんとなく一致するのですが、具体的に訊けば訊くほど、それぞれのスタッフの考えていることが違っていることがわかりました。

人によって「患者さんのために」のとらえ方が違うのです。

ある人は、看護スキルを向上させることが、結果として患者さんの安心・安全へとつながると言うし、またある人は応対スキルの向上が患者さんの安全・安心につながると言います。

確かに両方重要なことはわかりますが、「うちの病棟に入院している患者さんはどのような人か？」「どのような治療や看護が必要か？」を考えて、その人たちが病棟看護師に望んでいることは何かを話し合いました。

その結果、大きく分けて2つの考え方があることがわかりました。

一つは、「患者さんのために……」、もう一つは、「自分の看護スキルを……」というグループがあることがわかりました。

葵さんはどちらも理解できるのですが、どちらかと言うと、後者の「看護スキル……」のほうがより理解できるのです。

看護師の多くは、高校卒業後、看護専門学校、または看護大学を卒業して、看護師になり、看護スキルの向上を目指し、自分の活躍できる職場で、周囲の人に認められながら仕事をしていくことが目標でした。

ドラッカーは、知識労働者のカテゴリーのなかに「テクノロジスト」という新しい形態の労働者が現れたことを書いています。

「テクノロジスト」とは、その仕事に就くための資格を取るために、特別な勉強をして、合格し、その職業に就いた人たちを言います。

その人たちは、自分の専門技術を高めるために仕事をしているのです。

まさに医療機関は「テクノロジスト」の集団なのです。だからこそ、「組織が達成しようとしている理念の共有」が必要なのです。

強みは、仕事に必要なスキル（次ページの図参照）をカッツの理論に従って、

①テクニカルスキル
②ヒューマンスキル
③主任にはコンセプチュアルスキル

の3つのスキルで、得意なものを考えてもらうようにしました。

同時に葵さんがスタッフに期待するスキルもこの3点に分類し、各スタッフと話すことにしました。

テクニカルスキルとノンテクニカルスキルの関係

管理職	**Management skill (conceptual skill)**
主　任	物事や課題を概念化し、本質をとらえる能力のことで、「洞察力、想像力、状況判断能力、問題解決能力」などがコンセプチュアル能力とされる。管理者層に特に求められる能力
リーダー	**Human skill** ポジションや職種、業界に関わりなく、共通して求められる能力や技術のことで、良好な人間関係を築くために必要な能力
スタッフ	**Technical skill** 職務を遂行する上で必要となる専門的な知識や、業務処理能力

（カッツの理論　1955：ハーバード大学　ロバート・カッツ）

まず葵さんは主任を集めて、主任たちに共通して、期待する仕事について共有することから始めました。主任はチームで仕事をしていますが、部下のいる主任といない主任がいます。テクニカルスキルとコンセプチャルスキルの必要性を確認して、それぞれの強みを生かした仕事とその期待する成果を話し合います。

たとえば、部下の管理が苦手な人に、いくら部下をマネジメントしてねと言っても、成功はしません。

確かにカッツの言うように、組織の中でバランスの取れたキャリアアップをしたい人ばかりであれば、問題は複雑ではないかもしれません。

しかし、テクノロジストの場合どうしても専門技術を向上したいと考えている人が多いようです。

そうするとそのような人達に何をもってモチベーションを上げていくかが課題になります。そのためには、一人ひとりの目指す方向を聞いて、今自分たちのチームが抱えている問題を共有し、一緒になって考えていく必要があります。

そのうえで、組織として期待することと、本人の期待することを照らし合わせ、その人の望む看護師像に近づくには、1年目はどのようにしていくか？　今後どのようにしていくかをということを明らかにして、目標管理に組み入れる必要があります。

この時点で、リーダーの5つの仕事の基礎づくりはできました。

1　働くことの意味（ミッション）の共有

自分たちの病棟の患者が何を望んでおり、自分たちが達成しなければならないことをスタッフと考えて、話し合い、共有した。

2　コミュニケーション

自分とスタッフの強みを「シート1」（67ページ参照）、「シート2」（68ページ参照）に記入し、ミッション達成のためにそれぞれが何をしなければならないかを確認した。

3　教育

使命を達成するために「必要なスキル」を3分類し、それぞれを可視化した。

4　仕事の振り分け

スタッフの強みを把握することにより、各人にその強みを使った仕事の振り分けの基礎ができた。

5　仕事の評価

リーダーがスタッフに何を望んでるかを伝えることにより、スタッフは目指すべき到達点が明確になり、その到達点が評価の基準の一つになることをお互いに理解できる。

POINT▼ミッションをチームで共有することで、リーダーもスタッフも何をすべきかが明確になる

パート2

ストーリーでわかる

看護師長の目標管理入門

〈STORY 01〉

01 病院が目指す【理念、使命、目標の関係】

病院が目指すものは、大きく3つあります。
その関係について説明していきましょう。

①理念

理念とは、
・病院は何のために設立されたのか
・何を達成するために業務を行なっているのか
という目的を表わします。
これは、病院が最も大切にしなければならないものです。

②使命

使命とは、ミッションとも言われることがありますが、理念を達成するために、誰に対して、どのような価値を提供し社会に貢献するかを明文化しているものです。

これは、中長期的に、どのような貢献をするかを明示するもので、環境の変化によって変更されるものです。

ちなみにビジョンとは、使命が達成されたときの自分たちの組織や顧客の具体的なイメージです。

③目標

そして目標とは、1年から3年程度で達成しなければならない到達点を示すもので、使命や、理念達成のマイルストーン（道しるべ）とも言われています。

POINT▼理念を達成するために使命があり、目標は理念達成&使命達成のマイルストーン

〈STORY 02〉

02 目標管理制度の位置づけ

目標管理は、経営理念を達成するために、短期的に何をしなければいけないかを毎年チェックし、理念や使命達成のためのマイルストーンです。つまり、道しるべなのです。目的地があっての「道しるべ」であり、これ単体ではありえないものなのです。このことを十分に理解しないで導入すると、単にスタッフにとって負担になってしまう可能性があります。ドラッカーの5つの質問では、「成果」に当たるパートになります。

●目標について

目標管理制度の目標は、短期的な目標です。短期的であればあるほどその目標は具体的でなければなりません。例えば、「患者満足度を上げる」だけでは、目標になりません。「患者満足度を上げるために○○を行なう」「患者が快適な入院生活を送るために褥瘡発生の患者を○人から○人に減少させる」というように具体的につくります。

POINT▼目的地があっての目標だということを理解する

「目標」とは

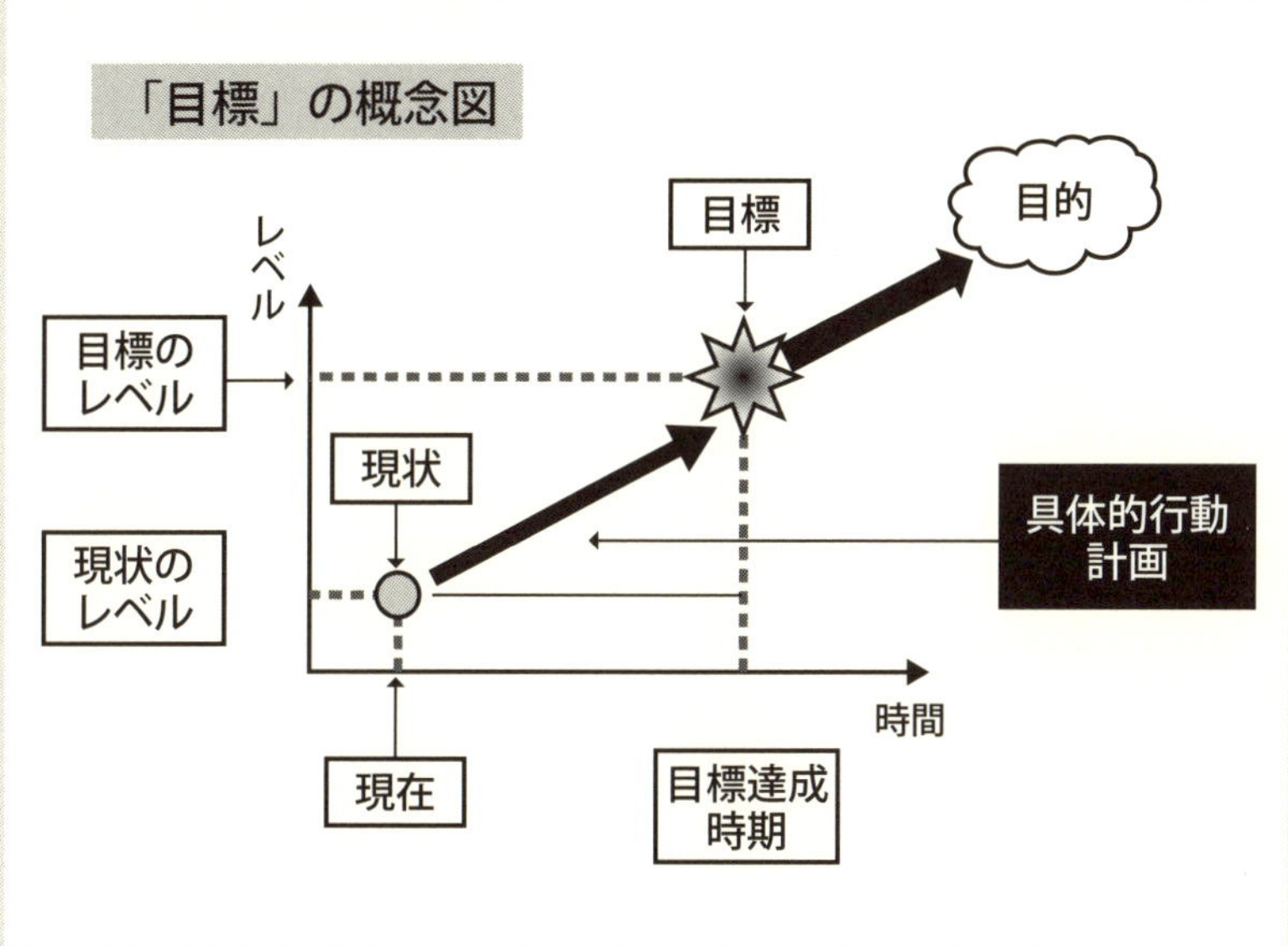

＊「目標」とは何か？

⇨「目的」に到達するためのステップです

＊「目標」設定に必要な内容（項目）は何でしょうか？

⇨（1）到達点（レベル）が明確で、測定できること……
具体的なこと
（2）時間軸が明示されていること
（3）最大の努力によって到達可能なこと

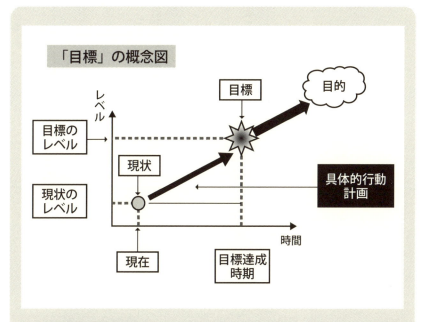

〈STORY 03〉

03 目標達成に必要なもの

目標達成には、いろいろな要素が必要です。

①行動計画……現状分析から始める

行動計画には、
・いつ、何を実行するか？
・いつ結果を出すか？
が必要です。

そして、従来の行動計画では実現できないからこそ、目標に設定したのですから、何が変わったかを明確にしなければなりません。

今までは、なぜできなかったかを明確にすることから始めてください。

まず、現状分析を行ない、目標を達成したときの状態を考えてください。

そして、その違いを埋めるためにどうするかを考えてください。

できれば、紙に書いてチーム全員が認識できるようにしてください。

②イノベーション（患者サイド、看護スキルの進歩から見る）

・患者サイド

患者やご家族が不便に感じていること、苦情があったとしても「前からこういうやり方だった」「大きな問題にならなかった」「他の病院と比較して、患者のためになっていない」「古いから仕方ない」というような患者に不都合と思われる点を挙げ、その項目のなかで、患者にとってインパクトの大きいものの改善計画を作成してください。

・看護技術

看護における技術の進歩もまた日進月歩です。そのなかには自分たちの患者にとって必要な技術があります。

チームとして例えば、褥瘡管理や誤嚥管理等のスキルの向上計画を作成することです。

③人的資源（人員数と質）

・目標を達成するには何人の看護師が必要なのか？

・どのようなレベルが必要なのか？

を挙げてください。

・現在のスタッフが辞めないかどうか？

・もし可能性があれば引き留めるべきかどうか？

・引き留めるとすればチームとして何をしなければいけないか？

新規採用が必要な場合は、人数とレベルを明示してください。

④生産性（無駄なことをしていないか？　から考える）

看護業務は忙しく、いろいろな業務があります。

しかし、無駄なこともしていませんか？

まずそこから考えましょう。その順番を以下に示します。

i　看護師の本来業務は何か？　をスタッフごとに具体的に考える。

ii　それを達成するためにしなくてもよい仕事はないかを考える。

iii　右の業務を列挙し、その業務が本当に必要かどうか、自分たちがしなければならないかを考えて、しなくてもよい仕事、他の職種に任せることができる仕事を列挙する。

iv　重複している業務があるかどうかを調べる。必要がないと考えている仕事を挙げる。

v　以上から、しなくてもよい仕事を列挙し、検討する。

⑤資金（予算と、予算の獲得方法を知る）

多くの看護師は、「使えるお金」に無関心です。事務長から予算削減を言われすぎて、最初から「予算がない」とあきらめている可能性もあります。

しかし、目標を達成するために必要な費用、例えば研修費用、物品購入のための費用を具体的に計画しておけばいいのです。

なぜその経費が必要なのかを、数字と効果を比較し、事務長や経営陣を説得する材料を収集し作成します。

⑥コンプライアンス（マニュアルの遵守、看護倫理の立場から）

業務を行なうために、自分たちの行動が看護倫理や法律に遵守しているかをチェックしてください。いかに効率的であっても、法律や倫理に反する行為は絶対にしてはいけない行為です。また、倫理や法律に反していなくとも、決められた病院の規則やマニュアルに違反していないかどうかをチェックする必要があります。

⑦具体的数字目標

ドラッカーは、数字は目標ではなく「結果」であると言っています。数字は顧客の支持の表われであり、目標を達成するために必要な具体的な基準です。目標数字が、事前にあるのではなく、その数字は理念達成のために必要な基準です。例えば、急性期病院のある病棟で、ベッド稼働率が90％を割っています。そこでベッド稼働率を95％にするという目標を設定しようとしました。

なぜ95％にしなければいけないかというと、病院の収益を改善することはもちろん必要ですが、本院に受け入れられない急性期の患者が困っている現状を改善し「地域医療に貢献する」という病院の「理念」に近づくことでもあります。

臨床倫理の４つの原則

生命倫理学者のビーチャムとチルドレスは、
「医療における４つの倫理原則」を提唱

臨床倫理の4原則		日常の行動
原則1 患者の利益になるようにせよ（与益）	➡	患者にとって最もよいケアをするために
原則2 患者に害を与えるな	➡	事故防止、感染防止に基づいている
原則3 患者の自律を尊重せよ	➡	患者はどんな思いか、どんなことをしてほしいか、いつも患者の意思確認をする
原則4 正義・公平を保て	➡	社会的な視点と日常の医療ケアの場で

倫理的に行為を行なう前提は、
「その人の人生はその人しか生きられない
ということを尊重する」

日常の行動において意識しておくこと

●倫理と法

倫　理	法
「どのような行為が正しいか」を示す	「どのような行為が正しくないか」を示す
内的な自律から生じる	外的強制力によってつくられる

法律・政令等	規定内容
日本国憲法（1946）	基本的人権の享有（第11条） 自由・権利の保持の責任とその濫用の禁止（第12条） 国民の生存権、生存権の保証（第25条）
医療法（1948）	医療提供の理念（第1条の2）、 医療関係者の責務（第1条の4）
保健師助産婦看護師法（1948）	保健師の定義（第2条）、助産師の定義（第3条） 看護師の定義（第5条）、准看護師の定義（第6条） 保健師・助産師・看護師の免許（第7条）、 欠格事由（第9条） 免許の取消、業務停止及び再免許（第14条）、 医療行為の禁止（第37条） 秘密保持業務（第42条の2）、 罰則規定（第43条～第45条の2）
医師法（1948）	非医師の医療禁止（第17条）

看護倫理要綱図

第１条　看護者は、人間の生命、人間としての尊厳及び権利を尊重する。

第２条　看護者は、国籍、人種・民族、宗教、信条、年齢、性別及び性的指向、社会的地位、経済的状態、ライフスタイル、 健康問題の性質にかかわらず、対象となる人々に平等に看護を提供する。

第３条　看護者は、対象となる人々との間に信頼関係を築き、その信頼関係に基づいて看護を提供する。

第４条　看護者は、人々の知る権利及び自己決定の権利を尊重し、その権利を擁護する。

第５条　看護者は、守秘義務を遵守し、個人情報の保護に努めるとともに、これを他者と共有する場合は適切な判断のもとに行う。

第６条　看護者は、対象となる人々への看護が阻害されているときや危険にさらされているときは、人々を保護し安全を確保する。

第７条　看護者は、自己の責任と能力を的確に認識し、実施した看護について個人としての責任をもつ。

第８条　看護者は、常に、個人の責任として継続学習による能力の維持・開発に努める。

第９条　看護者は、他の看護者及び保健医療福祉関係者とともに協働して看護を提供する。

第10条　看護者は、より質の高い看護を行うために、看護実践、看護管理、看護教育、看護研究の望ましい基準を設定し、実施する。

第11条　看護者は、研究や実践を通して、専門的知識・技術の創造と開発に努め、看護学の発展に寄与する。

第12条　看護者は、より質の高い看護を行うために、看護者自身の心身の健康の保持増進に努める。

第13条　看護者は、社会の人々の信頼を得るように、個人としての品行を常に高く維持する。

第14条　看護者は、人々がよりよい健康を獲得していくために、環境の問題について社会と責任を共有する。

第15条　看護者は、専門職組織を通じて、看護の質を高めるための制度の確立に参画し、よりよい社会づくりに貢献する。

アプローチの手順は以下のようにします。

1　急性期病棟は、地域の急性期の患者をより多く受け入れることにありますが、現状では空床が多く、その理念からは程遠いです。
理念を達成するためには、ベッド稼働率を高くして、一人でも多くの急性期患者を受け入れなければならないことを全員が認識します。
2　急性期の患者をより効率的に受け入れるためには、一旦、救命処置が対応できた患者をどのように退院させるかを考えます。
3　現状と稼働率の関係を考えます。
4　現状のフローで、目標が達成可能かどうかを検討し、できなければどこを改善しなければいけないかを考え、検討します。
5　入院患者受け入れ、治療、退院にいたるまでのフローチャートを作成し、問題点を抽出し、改善計画を作成します。

数字が最初にあるから、金儲けが先行しているという間違った意見が出てくるのです。理念を達成するための目標数字なのです。その数字が達成できなければ「理念」の達成は遠くなります。

別の見方をすれば、「数字の未達成は顧客から支持されていない」ことになるのです。

【まとめ】

①スタッフとのコミュニケーションの基本は理念の共有から始まる
②「理念達成は誰のためにあるのか?」を話し合う
③部下の強みに目を向けて、業務分担を行なう
④目標は一つではない。7項目が必要である
⑤数字は最も大切な目標ではなく、行動の結果である

POINT▼まずは現状分析から行動計画を始める

パート3

目標達成のためのコミュニケーション・スキル【実践編】

〈STORY 01〉

01「目標設定」を間違えると目標達成はできなくなる

目標達成をするためには、次ページのようなフローで実施されます。一番大切なポイントは、目標の設定です。この設定が間違ってしまうと目標を達成することができません。葵師長は、このことが大切であることを緑先輩からも看護部長からも教えられています。

そこで、葵師長はできるだけ時間をとってスタッフと一緒に面談を行なって、まずは病棟の目標を設定することにしました。

●目標面談は何のためにするのか

目標面談の目的は、日々のスタッフの努力を認め、モチベーションを高めることです。スタッフの日常の業務の努力を振り返る場にすることが重要です。

スタッフは、目標面談を通して自分を振り返り、日常の努力を認められることで次に進むエネルギーを生み出すことにつながります。面談を行なう管理者やリーダーをその目的を踏まえた上で、できることを一所懸命に行なう覚悟が必要です。

POINT▼面談の目的は日々の努力を認め、モチベーションを高めること

目標設定フロー

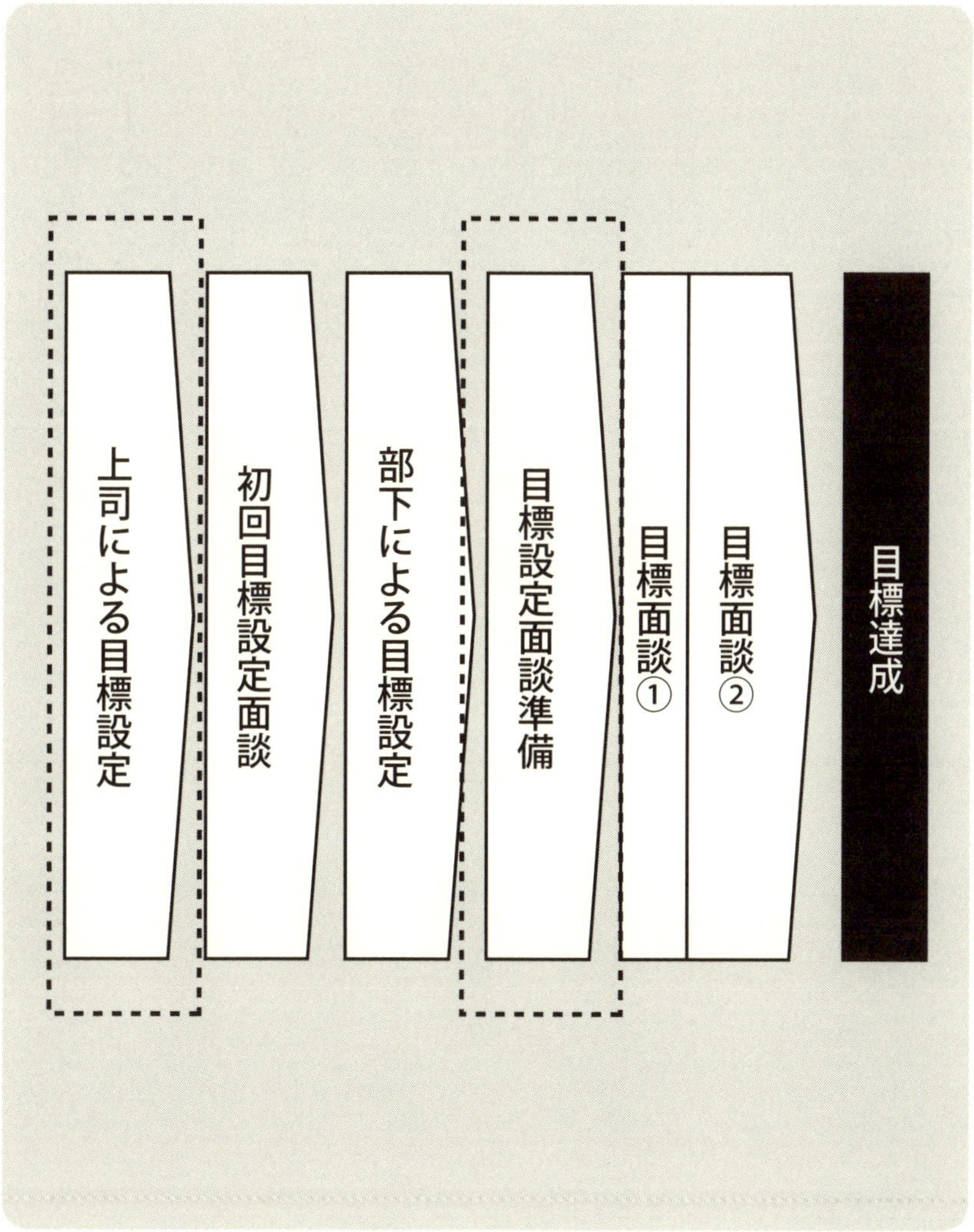
上司による目標設定
初回目標設定面談
部下による目標設定
目標設定面談準備
目標面談①
目標面談②
目標達成

〈STORY 02〉

02 なぜ目標を達成するためにコミュニケーション・スキルの向上が必要なのか

●コミュニケーション力を改善することで働きやすい職場が作れる

葵さんは、看護師長になる前から同僚や上司から話しやすい雰囲気を持っていると言われています。

葵さんが看護師長になってまずやりたいと思ったことは、スタッフ間のコミュニケーションの取り方を改善して、働きやすい職場にすることでした。

さっそく緑先輩にどうしたらいいかを相談しました。

緑先輩からは、「あなたが今まで考えてきたことや態度で示してきたことをスタッフに伝えればいい」と言われたので、病棟の申し送りのときに「コミュニケーションは言葉だけでなく、それ以外の要素に基づいても大きな影響がある」ことを伝えました。

●コミュニケーションは、言葉だけで成り立つものではない

アメリカの心理学者、アルバート・メラビアンによれば、「人が、他の人とコミュニケーションしたときに相手に与える印象のうち、言葉そのもの（言語要素）によって決定される割合は、わずか7％に過ぎない」とのことです。

目から入る情報は、表情だけではありません。目から入る以外にどのようなものがあるか考えてみてください。

その人の態度や服装など外見に関わるものすべて、つまり非言語要素が相手に対して大きな影響力を持つのです。

あなたが相手とコミュニケーションを取りたいということは、言語情報はもちろん、その意味やあなたの感情まで伝えたということとイコールなのです。

相手はその影響を受けて様々な反応を起こし、今度は相手があなたに非言語要素を含んだ情報を伝えてきます。

葵師長は、話をしながらスタッフの表情やしぐさに注意を払い、自分の言っていることを理解しているかどうかを観察しました。

実際、よく観察してみると、スタッフそれぞれの話の受け止め方が違うなあと、葵師長は感じました。

POINT▼言葉だけでなく、表情やしぐさからも相手の心は読みとれる

〈STORY 03〉

03 「自分のコミュニケーションスタイル」を把握すれば、面談の効果は上がる

葵師長は、病棟の目標を達成するためにスタッフに面談をすることにしました。

面談の効果を上げるためには、

・自分の求めているものは何か

・相手は何を欲しているのか

を把握することが大切です。こうした、明確な目的を設定することによって、次のような効果を得ることができます。

①相手の反応がどうであれ、自分を冷静に見ることができる

②相手の反応が自分の予想と異なっていた場合にも、同じやり方にこだわらず、別の方法を選択する柔軟性を持つことができる

そしてその上で、お互いに共感し合っていることが重要です。

上手くコミュニケーションが取れている人たちを観察してみてください。仕草や振る舞いが、良く似ていることに気が付くと思います。

1950年代、チャールズ・オズグッドのチームが人の性格を描写する方法について研究を行なっています。その研究がソーシャルスタイル研究の基礎となっています。

その研究の結果わかったことは、対局の特徴を持つ2つの軸が存在するということです。

1つ目の軸は、意見を述べることが多いか、聞くことが多いかという軸です（主張性が高い、低い）

2つ目の軸は、感情に関する軸で、外交的で口数が多いか、内向的で冷静で口数が少ないかという軸です（感情表現が高い、低い）

この軸に基づいて分類すると人を4つのパターンに分けることができます（『部下へのモヤモヤがなくなる上司のための心理学』パトリック・アマール著、クロスメディア・パブリッシン刊、172〜173ページを参考）。

自分のコミュニケーションスタイルを知れば、相手に誤解されることなく、スムーズに情報収集をすることができるようになります。

看護現場で見てみると、自分のコミュニケーションスタイルを確認することは、日常での患者さんや、院内の同僚、上司とのコミュニケーションの取り方をスムーズにすることができます。例えば、自分はどちらかというと「意見を述べることが多いというコミュニケーションスタイルだ」と自覚している場合は、なるべく相手の意見に耳を傾けるように、途中で口を挟まないように心がける、と意識するだけでコミュニケーションはスムーズにいくようになります。

POINT▼自分のコミュニケーションスタイルを知っておくことで相手に誤解されなくなる

〈STORY 04〉

04 部下のタイプ別コミュニケーションの取り方・仕事の頼み方

葵師長は、今年の病棟の目標を4人のリーダーで考えてほしいと考えました。

葵　師　長「今年の病棟の目標は、4人のリーダーと私と一緒に考えてほしいと思っています。初めての師長としてわからないことだらけだけど、この病棟で働くスタッフとして仕事に誇りをもって患者さんに接してほしいと思っているので、ぜひ力をかしてほしいので手伝ってもらえない？」

リーダーA「師長、病棟の目標を私たちで考えるなんて初めてですよね。大変かもしれないけど私たちが決められるなんてちょっとワクワクします」

リーダーB「初めてのことなので、ちょっと自信がありません。それに病棟のスタッフのみんなが賛成してくれるかどうか心配です」

リーダーC「病棟の目標を今すぐ考えるのですか、少し時間がほしいです。また、初めてのことなので以前どのような目標を立てていたのか、資料などはありますか」

リーダーD「師長、まずはそれぞれのリーダーが目標を考えて持ち寄るのはどうですか。そのほうが時間も節約できるし、早く決められると思うし、初めてのことなのでまずは目標をつくってくるのがいいと思います。師長そうしましょう」

葵　師　長「そうね。Dさんの意見のように、まずは、今週金曜日までに一度つくってください。私もつくってくるので大変だけどお願いね。みんなが考えてきてくれた目標を金曜日の主任会で検討しましょう」

それぞれのリーダーの反応は、様々でした。
葵師長の依頼に対する、それぞれのリーダーは次のような反応でした。

リーダーA「はーい。わかりました。看護部の目標が達成できるものであればなんでもいいですよね」（楽しそうに前のめりで話しています）

リーダーB「えっ、はい。みんなに聞いてみます」（ニコニコして、穏やかに話しています）

リーダーC「はい。わかりました。いくつつくればよいですか。まずは、参考になる、以前の目標をみせてください」（表情が少し乏しく、口調がぶっきらぼうに聞こえる話し方をしています）

リーダーD「はい。わかりました。金曜日まで待たなくても少し早く集まったほうがいいのではないでしょうか。おそらく変更しなければいけない可能性もあるかもしれないので」（穏やかな表情で、先に進めるための言葉で話しています）

初めて管理者として、自分の病棟の目標を自分たちで決定していこうという思いは、リーダーには伝わっていると考えられます。

しかし、葵師長は、それぞれのリーダーの反応が違うことに戸惑いました。

葵師長は、リーダーたちが「わかりました。考えてきます」と即答してくれることを期待していたのではないでしょうか。

実は、人はそれぞれコミュニケーションを取るときのスタイルが違っています。

日常の業務のなかで、スタッフのコミュニケーションの取り方をよく観察していると、だいたい前記の4人のリーダーのような特徴を持っていることがわかります。そして、それぞれのタイプに合ったコミュニケーションの取り方のコツがあります。

●「タイプA・楽観的行動タイプ」とのコミュニケーションの取り方

リーダーAは、「**楽観的行動タイプ**」と考えられます。

新しいことに取り組むことが好きで楽しいと思っていると考えられます。

依頼や指示には即座に反応して、取り組み始めることに対して抵抗感がないのではと考えられます。このタイプは判断が早く、途中で修正しながら行動を起こしていけます。

しかし、同じことを繰り返して指示されることが苦手かもしれません。

ここがポイント

このような傾向のあるスタッフには、どこがゴールかをはっきりと伝えて、様々なアイデアで実施してほしいことを依頼すると良いと思います。ただし、途中の報告は必ずしてほしいことを伝えます。

●「タイプB・慎重で協調的タイプ」とのコミュニケーションの取り方

リーダーBは、葵師長からの依頼内容に最初「自信がありません」と答えています。初めてのことについては、誰でも不安です。しかし、このタイプのリーダーは、会話のなかに「みんなが賛成してくれるかどうか心配」「えっ」といった言葉が出てきます。短い会話なのでこれだけでは判断できませんが、たぶん初めてのことを実施することについて、少し時間が必要な「**慎重で協調的タイプ**」ではないかと考えます。

みんなが賛成とか、みんなに聞いてみないと、という言葉も出ています。このようなタイプは病棟のなかでは、みんなの意見を聞いて、できれば全員が納得してから実施したいと考えていると思われます。

ここがポイント

このようなタイプのスタッフには、いきなり新しいことを依頼するのではなく、判断するための時間が少し必要です。また、みんなが賛成するということは考えにくいので、例えば「○人の意見を聞いてから、始めてほしい」と伝えます。気を付けることは、完璧さを求めず不完全でも良いことを伝えます。「何でも良いので、あなたが良いと思うものをすぐに出して」と依頼すると、本人が戸惑うばかりで良い結果が得られないので、少し準備をして依頼することが必要です。

●「タイプC・几帳面で熟考タイプ」とのコミュニケーションの取り方

リーダーCは、師長との会話のなかで時間や目標を考えるための過去の資料、目標数を気にしていることがわかります。

このリーダーの会話も短いので断定することはできませんが、葵師長の申し出には、実施するための時間や以前の目標などの傾向を分析してより良いものを作成しようという気持ちが伺われます。「**几帳面で熟考タイプ**」だと思います。

ただし、表情にあまり出ないタイプですので、依頼する側がこのタイプの特徴を把握していないと、依頼したことを「本当はやりたくないんじゃないか」と誤ってとらえてしまう可能性があります。

ここがポイント

このタイプは、タイプBと同様に事前の準備と時間が必要なタイプです。タイプBと違うところは、みんなで一緒にというよりは、自分自身でコツコツと考え、計画的に実施したいという傾向があるかもしれません。

●「タイプD・現実的前向きタイプ」とのコミュニケーションの取り方

リーダーDは、葵師長の依頼に対して目標をできるだけ早く設定し、改善が必要であれば訂正の時間などを提案して物事をできるだけ前に進めていこうと考えるタイプのようです。

「**現実的前向きタイプ**」と考えられます。会話のなかでも見られるように、指示される側というよりは、その場を仕切って仕上げたいという思いが見られます。

ここがポイント

このタイプは、自分の思い通りのペースで進めたいと思っているので、途中でいきなり変更の指示があると嫌になる可能性があります。ただし、途中で変更の可能性がある場合には、先に話しておけばすぐに対応することが可能です。リーダーDはどちらかというと判断することが早いタイプです。不測の事態も含めて、代案などを考えて実行することが好きなタイプです。

しかし、「適当に」と言うと、本人は適当な感覚でと言われても困らないタイプですが、本当に適当に設定しますので、依頼者の意図と違う場合があります。話し方が少し高圧的で、断定した言い方をする場合がありますが、本人は早くいろいろなことを進めたいと思っていますので、気がつかない場合があります。

さて、読んでいただいて、皆さんの周りにいるスタッフに当てはまるタイプはいましたでしょうか。対応法の参考にしていただければと思います。

POINT▼スタッフのタイプに合わせた頼み方をすると現場がスムーズに回るようになる

〈STORY 05〉

05 スタッフのタイプ別「モチベーションの上がる言葉・下がる言葉」

前項の4人のリーダーのような傾向のあるスタッフに、以前「自分たちがモチベーションの上がる言葉」と「モチベーションの下がる言葉」を次ページの表のように挙げてもらいました。

いかがでしょうか。

それぞれのタイプによって同じ言葉がけをしてもモチベーションがアップしたりダウンしたりします。

しかし、どのタイプでも間違いなくモチベーションがアップする言葉はあります。

それは、「ありがとう」という言葉です。

何度言っても嫌がられることがない言葉です。ぜひ、使ってほしいと思います。

できていることが当たり前と意識してしまいがちですが、当たり前にできるようになるためにはそれぞれの努力があったからです。

今日から、今から「ありがとう」と職員だけでなく患者や利用者、家族や周辺にいる皆さんに言ってほしいと思います。

POINT▼だれでもモチベーションが上がる「ありがとう」を忘れずに！

持ちペーションが上がる言葉と下がる言葉

	モチベーションＵＰ	モチベーションdown
楽観的行動タイプ	好きなようにやってみて あなたに任せてかった すごいね、やるじゃん 頼んで良かった	私でさえできたんだから 単純だね。 でも…… だから…… 褒められるとおだてられているようで嫌
慎重で協調的タイプ	助かる お願いして良かった この判断は正しいからね いつも笑顔でいいね 最後まで責任をもってできると思ったからよろしくね 頑張ってるね 雰囲気が明るくなった	やっているのに「やれ」と言われる やっぱりムリでね なんできないの とりあえずやってみる まだできていないの これではダメ
几帳面で熟考タイプ	仕事が早いね センスいいね 期限、提出先が明確な言い方	いいよ、適当で その場の判断でよろしく 期限が曖昧なのに「まだ」「なるべく早くやって」 問題が起きてから考えれば良いんじゃない
実的前向きタイプ	さすが 助かる スゴイ 頼りなる 教えてください	こわい 上から目線 スキがない それって意味あるの えらそうに 話しかけづらい

〈STORY 06〉

06 看護師長が身につけたい3つの管理手法

葵師長は4人のリーダーのタイプは大体わかりましたが、師長自身はどのタイプの傾向でしょうか。

自分自身がどのタイプの傾向があるかを知ることで、スタッフであるリーダーへの依頼の仕方が変わるはずです。

葵師長は、目標達成のために具体的なコミュニケーション方法を緑先輩に相談した内容をもとに実施しようと考えました。

●コミュニケーションの基本は質より量（話す機会を増やす！）

緑先輩からは、コミュニケーションは質よりもまずは量が大切。コミュニケーションの基本を整理しながら業務中の声かけやカンファレンス、日常での報告などの機会を利用してトライしてはどうかとアドバイスをもらいました。

師長としては初心者でも、コミュニケーションのスタイルは今までどおりの姿勢で行なっていけばよいと背中を押してもらいました。

●師長として身につけておきたい3つの管理手法

①相手の自律をサポートするためのコーチング

医療の現場でも最近、「コーチング」という言葉をよく耳にします。部下とのコミュニケーションを取るためには、絶対に必要なスキルだという人もいるでしょう。

コーチングとは、相手の自律をサポートするための管理手法のひとつです。

「コーチ」とは馬車を意味し、馬車が人を目的地に運ぶところに由来しています。

そのことから「コーチングを受ける人（クライアント）を目標達成に導く人」を指すようになりました。

人はいやいや学習しても身にはつきません。

コーチングでは、モチベーションを重視しています。

人が自ら学習して育つような環境をつくり出して個人を伸ばし、自ら問題を解決していけるようになることを目的としています。

この場合に必要なスキルは、承認のスキル、質問のスキル、傾聴のスキルです。

②悩みや問題を援助するためのカウンセリング

カウンセリングは、過去にあったことを振り返って考えるスキルです。

現在の問題の原因は、過去にあるという考え方でアプローチをします。

カウンセリングは、心理学を土台とした対人手段であり、心理的な問題や悩みについて援助を目的とするものを指すことが多いです。

師長の場合には、心理的なカウンセリングというよりは、部下の業務での悩みを聴く場合に使うことが多いと思います。

ただ、ひたすらその人の話を聴くということが大切です。

その悩みや問題の解決は、師長のものではなく、部下の悩みです。

師長が、「あなた○○したら」とか、「○○のほうが良いのでは」と一方的に話したとしても自分で納得できない内容であれば、解決しないし行動も起こさない可能性があります。

また、部下は、上司が話を聴いてくれるだけで、光が見えることもあります。

ここで必要な師長のスキルは、主に傾聴のスキルです。

③初めてやることをサポートするためのティーチング

ティーチングは、答えを教えます。ティーチングは、指示・命令や助言によって相手に答えを与えることです。

ここで必要な主なスキルは、傾聴のスキル、指示・命令の伝え方が重要です。

いずれもスタッフの成長の度合いに合わせた管理手法をとることが大切です。

POINT▼管理者は「聴く技術」が9割！

〈STORY 07〉

07 スタッフの成長のレベルに合わせた管理手法が効果を高める

●コミュニケーション・スキル

あなたがリーダーとしての役割を職場で担うことになったとき、スタッフに対してどのように働きかければ、目標である様々な課題をクリアすることのできる看護を実行することができるのかきっと悩むことになるでしょう。

一緒に働くスタッフのレベルがどこにあるのかを見極めた上で、その人に合ったコミュニケーション・スキルを使って目標を達成する必要があります。

スタッフの自立には、次のような段階があることを確認しておきましょう。

●人の自立までの段階

新人リーダーとして、部下を指導する立場に立つと何から始めればよいのか混乱してしまいます。人が自立できるまでには、次のような段階があります。

【第1段階】

第1段階では、指示を受ける本人のなかに、その仕事に対して経験、知識がない状態です。

そのための部下の問題を解決するために、上司は「こうしろ」「ああしろ」と具体的に指示することになります。

この段階で、「あなたはどのように思う」と質問して問題を解決させようとしても、混乱させるだけでしょう。

コーチングが良いと言われても、この時点では難しいでしょう。

【第2段階】

第2段階では、本人の自主性を重んじて「こうしては、どうかなあ」「ああしては、いかがですか」と助言します。

【第3段階】

第3段階では、「あなたは、どのようにしますか」「どのように考えられますか」と本人の自己決定を促します。

【第4段階】

第4段階では、自己解決できる状態ですから、一人前の看護師として仕事をこなすことができます。

このように本人の状況に合わせて、関わる必要があります。

しかし、目標管理を行なう上での関わり方としては、目標設定なんてできないとか、目標は難しいという部下の声もあり、ついつい上司は目標を与えてしまい、それを部下が実行するという場面を見かけることがあります。

部下が目標設定の意味がわからない場合には、ティーチングで具体的に説明をしましょう。目標設定の仕方がわからない場合も同様にティーチングを行なってください。その上で目標設定を自らコーチングのスキルを使って行ないます。

POINT▼人の自立の段階に合わせたコミュニケーションの手法を取る

スタッフの自立の段階によってコミュニケーション手法を変える

段　階	状　況	関わり方	コミュニケーション方法
第１段階	他の人に依存していて自分で解決ができない	具体的に指示を出します	ティーチング
第２段階	少しは、自分で解決できる	助言をします	
第３段階	だいたい自分で解決できる	コーチングをします	コーチング
第４段階	完全に自分で解決できる	ひたすら話を聴く	カウンセリングまたはコーチング

パート4

スタッフと信頼関係をつくる会話の練習法

【トレーニング編】

〈STORY 01〉

01 スタッフの気持ちを理解するコミュニケーションの技術

病棟のスタッフとの関係構築の場は日常にあります。

仕事について何でも話し合える関係づくりをリーダーが日頃から心掛け、どんなときも信頼と安心のなかで会話ができるよう努めることが必要です。

●目標面談が上手くいく環境設定の仕方

今日、葵師長に、看護部長から時間があれば部長室にきてほしいと伝言がありました。急いで看護部長室に病棟から向かうことにしました。

そのときの葵師長の頭のなかは、こんな感じです。

「看護部長からの呼び出しということは、何か良くないことがあったのでは？　うちの病棟で何かあったのかしら？　もしかして私、何かしたかしら」

不安な気持ちでいっぱいです。

みなさんも経験があると思いますが、上司から呼び出しがあると「注意されるのか」「良くないことを言われるのか」という気持ちになりませんか。

上司との信頼関係が構築されたと感じていたとしても、どうしても良い気持ちになれないのが現実です。

こんな気持ちを抱えたまま部下は上司のところにやってくることを知っていただければと思っています。

目標管理制度がスタートしますと、部下は多少なりともこのような気持ちを持って面談に臨みます。

上司は、部下の不安を和らげ、目標のゴールを一緒に目指す同志です。

話がスムーズに聞ける環境づくりのポイントを押さえて準備をしましょう。

POINT▼面談には不安な気持ちを抱えたスタッフの気持ちを和らげる環境づくりが必要

面談がスムーズに行くための環境づくりのポイント

1　相手との距離を近づける

2　正面よりずらして対面するよう配置する

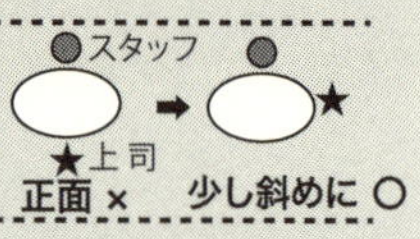

3　相手の視界が広がる位置に相手の席を設ける（例えば窓の外が見える位置、閉鎖的な印象を与えない）

4　自分が相手からよく見えるようにする

5　一緒に面談の場所に入る（待っているところには入りにくい）

6　先に面談の場所にいる場合は、扉を開けて待つ

7　上司（話し手）から声をかける

8　最初は、答えやすい質問から

〈STORY 02〉
スタッフとの信頼関係を深くする魔法の法則

02 【人は会えば会うほど好きになる法則】

葵師長のように、新任で自分の担当する部署のスタッフとスムーズなコミュニケーションを取るためには「技術」が必要です。

技術と言っても、誰でも日常ですぐに活用できるスキルを紹介します。

まずは、「人は会えば会うほど好きになる」というザイエンス第一の法則です。

リーダーになったらということではありませんが、職場のスタッフと信頼関係を早く築くならばあなたからの声かけが重要です。

長い時間を使って1回会うより、短い時間でも良いので何度も接触するということです。単純接触効果とも言えます。

スタッフに声かけをすることで、スタッフの顔色や状況などを知ることができます。

また、リーダーにとっては、スタッフに声をかけることで、自分の存在をスタッフに認識してもらうこともできます。

余談ですが、ＴＶのあるＣＭでは15秒のコマーシャルを何度も何度も放映します。最初は、あまり気にもとめていないのですが、ふとコンビニに入ってその商品があると、つい買ってしまったということはないでしょうか。

購入したということは、その商品が気になっていて興味があるということです。物にたとえるのは申し訳ないのですが、人も同様です。

特にスタッフは、上司から気にかけてほしいという気持ちを持っています。ぜひ試してください。コミュニケーションは、質より量です。

POINT▼信頼関係を築くにはコミュニケーションの回数を増やせ！

〈STORY 03〉

03 スタッフとの信頼関係を深くする魔法の法則【人は自分と似た人に好感を持つ（ペーシング）】

もう一つ紹介したいのは、人は自分と似た人に好感を持つということです。コミュニケーションのスキルとして、ペーシングというスキルがあります。

ペーシングのスキルは、部下や周辺の人に対して「私はあなたと異質ではない」というアピールを言葉や態度、声などで行なうスキルです。

同調する行動は、相手に信頼感を与えます。具体的には、服装・態度・声・表情・姿勢です。

ただし、ペーシングはお互いの不安が取り除かれるまでは、できるだけ注意深く行なったほうがよいとされています。

まず、相手がどういうタイプなのかを把握します。

その後、お互いのペースが合ってきたと感じたら、あとは自然の流れに任せておけば問題ありません。

【ペーシングスキルのコツ】

相手の話し方に合わせるときは、声の調子やスピード、大小、音程の高低、リズムなどに注目して合わせていきます。

相手がテキパキとした話し方であれば、こちらもテキパキと話します。
また、相手の状態に合わせるときは、明るさや静けさ、感情や興奮状態などに合わせていきます。

POINT▼相手に合わせると信頼感を与える

〈STORY 04〉
スタッフとの信頼関係を深くする魔法の法則

04【傾聴のスキル】

話を聴くときには、「きちんと聴いています」ということが相手に伝わるように、言葉や態度でアピールしていくことが大切です。

聴き方のポイントとしては、聴く場所、スタッフとの距離や座り方、聴く姿勢などがあります。

●話を聴く場所

きちんとした場所で話を聴きましょう。

「何かのついで」ではなく、ちゃんと話を聴くんだという気持ちを伝えることが大切です。

特に、注意や指導をするときは別室で話をしましょう。

●座り方と相手との距離

少し斜め前に座ります。机がある場合は、正面ではなく角を挟んで座りましょう。

距離は120センチくらい(お互い手を伸ばして指先が相手の肩につくかつかないかの距離)が適当です。体全体を相手に向け、心持ち前傾姿勢をとって、相手に近づくようにします。

●聴く姿勢

①スタッフの言うことを受け止める

②相手の言葉をさえぎらないで、5分間は我慢して聴く

③途中で否定したり、評価したりしない

④「本当?」「勘違いじゃないの?」といった、相手を疑うような言葉は使わない

⑤「なるほど」「うん、うん」といったあいづちを打って共感しながら聴く

●話を聴くステップ

【ステップ1】関心を示す

・相手のほうを向く

・やや前傾姿勢をとる

・アイコンタクトを持つ

・表情を豊かにする

・話の邪魔になるような動作をしない

・相手の態度に合わせる

・相手に意識を集中させる

⬇

【ステップ2】促す

・うなづいたり、あいづちを打つ
・「それで」「なるほど」などの話を促す短い言葉をはさむ
・適切な質問をはさむ
・共感的な理解を示す（批判したり、評価を下したりしない）

↓

【ステップ3】理解する

・先入観や偏見を持たない
・相手の言葉を別の言葉で言い換えてみる。例、「……ということですか」
・相手の話の要点を繰り返す。例、「つまり……ということですね」
・相手の表情や動作、言葉の強調や省略から感情の動きを注意深く読み取る

↓

【ステップ4】援助する

・相手が考えているときにむやみに口をはさまない（沈黙をおそれない）
・すぐにアドバイスをしない
・適切な質問をする
・共感的な理解を示す

PONIT▼きちんと聴くだけで信頼関係は築ける

〈STORY 05〉

05 信頼関係を築くコツはスタッフの話を聴くときのリアクションのとり方にある！

話を聴くときの反応次第で、話し手側の話す内容が違ってきます。この人は、私のことをよくわかってくれると思ってもらえたら信頼関係の構築が上手くできたと言えます。

●聴くときの反応1
・あいづち、うなづき
話を聴く場合、あいづちやうなづきは、話し手の話の内容に共感していますよというサインになりますが、あいづちやうなづきをしないで話を聴いていると話の内容を理解できませんし、記憶にも残りません。
次のようなワークを院内で実施して、その感想を聞いてみてください。

【プチワーク】 相手の話を聴くトレーニング
相手の話を聴かないということが、人との関係にどのような影響を及ぼすのかを少し体験してみましょう。
まずは、二人一組になってください。

次に、一人が聴く人、もう一人が話す人として役割分担をします。

そして、聴く人は正面を向いたままで待ちます。

聴く人は、無表情無反応で聴きます。

話す人は、聴く人の耳のあたりに向かってしゃべるような体勢をとります。

話す内容は、例えば自分の趣味のことでもいいですし、日曜日に何をしていたかといった話題でも結構ですが、2分間話し続けます。

役割を交代して、再度同じことを行ないます。

終了したら、聴く人、話す人にそれぞれ感想を聞いてください。

●聴くときの反応2

・相手の話を繰り返す（おうむ返し）

相手の話を、余分なことを付け加えず、そのまま繰り返します。

人は、自分の言ったことが否定されると、相手を受け入れにくくなると言われています。

例えばですが、スタッフに、

「師長、私、明日からナースステーションに出勤してきたとき、朝だったら、おはようございます。○○ですよろしくお願いします。と病棟で始めたいと思うのですが、どうでしょうか」

と言われたら、あなたならどのように返答しますか。たぶん、色々と考えるかもしれませんね。

まずは、その提案をしてきた内容をできるだけ、そのまま返しましょう。

「朝出勤したら、○○です。よろしくお願いしますと病棟全体で実施したいのね」

という感じでしょうか。そのあとはたぶん、スタッフは、

「はい、そうです」

と答えると思います。

このときの反応が、別の反応だったらどうでしょうか。

スタッフ「師長、私、明日からナースステーションに出勤してきたとき、朝だったら、おはようございます。○○ですよろしくお願いします。と病棟で始めたいと思うのですが、どうでしょうか」

師　長「それで、どうするの」

スタッフ「はい……」（やっぱりムリかなあ）

これでは、スタッフとしては、自分の提案が受け入れられた感じがしないのです。反応の仕方一つでスタッフのモチベーションが下がった例です。

●聴くときの反応3
・要約
相手の話をまとめて繰り返す方法です。

例えば、

スタッフ「師長、先日の新人教育のプログラムのことですが、いろいろと仕事が立て込んでいて専門的なスキル研修やラダーに沿っての研修やチェック表などを確認しているのですが、なかなかうまくいかなくて……。それに自分の仕事が終わらなくて、できてなくて……。いつまでに仕上げればいいのか迷っています」

師　長「○○さん、お疲れさま。新人教育のプログラムの仕上げ時期に困っているんですね。いろいろ仕事や研修などチェックしてくれているのね。ありがとう……」

とこの後、期限についての相談をすることになりそうです。

スタッフによってそれぞれですが、伝えたいことを要約できず、ありのままの状況を伝えてくる場面を時々見かけます。業務の忙しい時間に師長としては、イライラするかもしれませんが、そのときこそ要約のスキルを磨くチャンスです。

●聴くときの反応4

・相手の気持ちを繰り返す

相手の話した内容のなかに感情を表現する言葉が入っていた場合ですが、内容を繰り返すことも大切ですが、この場合、話してきた相手は自分の感情をわかってほしいと思っています。その場合には、感情の言葉を拾って繰り返します。

例えば、

スタッフ「師長、先日依頼されてた資料の作成ですが、とても大変で難しかったので時間がかかってしまいました。申し訳ありません」

師　長「資料作成、大変で難しかったのね。それは本当にありがとう」

こんな感じでしょうか。スタッフとしては、気持ちを汲んでほしいと思っています。時間がかかったことについての言い訳ともとれますが、まずはねぎらい、感謝の気持ちを伝えます。時間のかかった点については、そのあとで、質問のスキルを使って理由を聞きます。

話を聴いているとき、信頼関係を損なう態度としては次ページのような態度が挙げられます。

POINT▼反応の仕方1つでモチベーションが下がることもあるので注意

してはいけない聴き方の態度

話を聴いているとき、信頼関係を損なう態度としては
次のような態度が挙げられます。

不信感や不快感を与える聴き方	与えるイメージ
腕を組む	拒否や自己防衛
頻繁に目を閉じたり、 口をかみしめる	不安や欲求不満
斜にかまえる	拒否
時計を見る	いらいらしている・拒否
頻繁に座り方や姿勢を変える	いらいらしている・拒否
むやみやたらとうなづく、 あいづちを打つ	雑なイメージ
相手と視線を合わせない	拒否・不安

〈STORY 06〉

06 スタッフが「自ら考えて改善につながる」きっかけをつくる質問のスキル

●未来思考型の質問とは

病院の職場は、「はい」「いいえ」で答えられる質問方法で話されていることが多いのではないでしょうか。

特に部下へ質問をするときに、心がけてほしい点があります。

看護師の業務は、できて当たり前で、しかも命を預かっているため質問をする場合についつい原因を追究しようとして、

「なぜ、こうなったの」

「どうして、このような結果になってしまったの」

「なぜ、なぜ、どうして」

という質問をしていないでしょうか。

質問の仕方としては、間違っていませんが、このように質問をすると質問される部下は、質問ではなく「詰問」「責められている」と感じてしまいます。

原因を追究することは大切ですが、質問するときに原因を追究する方法ではなく、

「どのようにしたら、完成しますか？」

「どのようにしたら、期限までに作成できますか？」

と〝未来思考〟をもって質問します。

未来思考で質問をすると、質問された部下は、その原因を自分で考えゴールに向かって改善できる行動を探ることができます。

実際に質問する場合には、次のような質問の種類があります。

ここでは、誰でもすぐに利用できる3つの質問の仕方について紹介します。

●特定質問

相手がそれほど考えなくてもすぐ答えられる質問です。

答えがYES・NOに限定されるクローズド・クエスチョンもその一つです。

確認するときに、よく利用します。ただし、この質問が多くなると聴きたいことだけを質問することになりますので、相手の真意が把握しにくくなります。

質問例としては、

「目標設定は、できましたか」

「資料の作成は、しましたか」

「今日は、忙しいですか」

「あなたの業務は、いくつありますか」

「リーダーは、大変ですか」

「仕事は、楽しいですか」

●拡大質問

問いを投げかけられた人が、すぐには答えられないような質問です。オープン・クエスチョンもその一つです。オープン・クエスチョンとは、「何かあったのか？」「どのように感じたのか？」といったような、「はい」「いいえ」で回答できない質問の仕方のことです。

質問例としては、

「どのようなことが、気がかりですか？」
「今回の説明で、何か気がついた点などはありませんか？」
「痛みの具合は、どのような感じですか？」
「その後、いかがですか？」

といったものがあります。

●スケーリング・クエスチョン

スケーリングとは、「ものさしで測る」という意味です。スケーリング・クエスチョンは、カウンセラーが患者さんの状態などを知るためによく使う方法です。

よく使うのは10点のスケールです。この質問方法を使って、スタッフ自身の今の状態を表わすために使用することができます。

スタッフ「師長、接遇のマニュアル作成をしてもらったのですが、うまくできていないんです」

師　長「○○さん、お疲れ様です。報告にきてもらってありがとう。マニュアル作成がうまくできていないので困っているのね」

スタッフ「はい。そうなんです。思ったように作成できてなくて……」

師　長「思ったように作成できてないのね。○○さん、マニュアル完成が10点としたら、今はどのくらいかしら」

スタッフ「10点が完成としたら、今は5点です」

師　長「今5点なのね。その内容を具体的に教えてもらってもいい」

スタッフ「はい。完成まで3つの項目ができていないです」

師　長「そう3つの項目なのね。その項目は、資料などはそろっているのかしら、何か手伝えることはあるかしら」

このようにスケーリング・クエスチョンで質問すると、本人が過大評価しているか過少評価しているかを確認することができます。

POINT▼部下が自分で考え、改善できるような質問をしよう

〈STORY 07〉

07 知りたいことが「一言で返ってくる」ように質問するスキル

例えば、

「どうして、今の仕事を選んだのですか？」

と質問をするとしましょう。

あなたの意図は、どのような経緯で仕事の選択をしたのかを回答として返してほしいと思っていても、次のような意図とは異なる回答が返ってくる可能性があります。

スタッフA「面白そうだったから。給料が高いから」（「どうして」を理由としてとらえて答える人）

スタッフB「たまたま、HPを見て……」（「どうして」を段取りととらえて答える人）

曖昧な表現で「どうして」と質問する言葉は、受け取る相手によってとらえ方が違うということを認識する必要があります。

質問の仕方として、質問する相手のとらえ方が違わないように、「何が知りたいのかを考えて質問する」ことで、あなたの知りたい情報を早く収集することができます。

先の例ですと、

「今の仕事を選んだのは、どのようなきっかけですか、例えばどちらかの紹介ですか」

と質問すれば、

「はい、HPを見て」とか「知人の紹介で」とか「以前から○○に興味があって、紹介会社にお願いしていたのです」といったように、知りたい情報を収集することができます。


POINT▼曖昧な表現で質問しても、こちらが意図することは正確に相手に伝わらない

〈STORY 08〉

08 「伝わる話し方」のスキル

あるネットニュースで読んだ記事ですが、うろ覚えで申し訳ないのですが、「人に説明するのが得意かどうか」を調べた結果だったと思いますが、8割以上の人が伝えるということに対して苦手意識を持っていると言う結果を見て、そんなにいるんだとびっくりしたことが記憶に残っています。

医療に携わる職種の方は、看護師だけでなく、患者や家族、他部署へ説明する機会が必ずあります。

スタッフと目標面談を行なう場合でも、スタッフにわかってもらうために「伝えるスキル」が必要です。

面談が終了して、スタッフが他のスタッフに、「師長は長々と話すんだけど、その話がどこに向かっているのかわからない」「話があっちこっちに飛んで、何を話そうとしているのかがわかりにくい」と言われてしまわないように、限られた時間のなかで情報を素早く収集するためのスキルです。

【事例】

葵師長は、リーダーから、患者さんからクレームがあったという報告を受けました。詳細は、次のような内容です。このことについて看護部長に報告をする必要があります。

さて、あなただったらどのような報告をしますか。

以下リーダーからの報告内容です。

『昨日、西病棟の患者さんから、看護師の言葉づかいがよくないので担当を変えてほしいという依頼がありました。実は、先月同期のリハビリ技士から「西病棟の看護師の言葉づかいがよくないと、患者さんが言っていた」と、昼食のときに同席になった際に話がありました。リハビリ技士からは、改善してほしいという要望などは患者さんから聞いていないので、そんな人が西病棟にはいるのかなあ、と軽い気持ちで食事をしながら聞いたことがありました。同僚のリハビリ技士からは、リハビリ室にいる他の職員もリハビリ中に、同様の話を西病棟の患者さんから聞いていたようです』

●ｐＲＥｐ法を使う

話を伝えるには、話を組み立てる方法があります。人に話を伝えやすくするのに、法則にのっとって話を組み立てるだけで、大きく変わります。

ここで紹介するのは、「ｐＲＥｐ法」（プレップ法）という法則です。

「ｐＲＥｐ法」は、文章をわかりやすく表現するためのものですが、相手に話を伝えるのにも役立つ「話の組み立て方」です。ｐＲＥｐ法は、次の英単語の頭文字をとったものです。

・Point（結論）
・Reason（理由）
・Example（事例、具体例）
・Point（結論）

では、先の報告内容を看護部長に報告する場合、ｐＲＥｐ法を使って報告します。

葵師長「部長、今お時間よろしいでしょうか」
部　長「はい。時間は大丈夫です。何かありましたか」
葵師長「はい、実は、西病棟の患者さんから担当の看護師を変更してほしいとのクレームがありました。担当の変更はできないので、その旨を患者さんに私から伝えるつもりです」

（Point ＝結論）

部　長「そう。患者さんから看護師の担当変更をしてほしいと要望があったのですね」
葵師長「はい。担当変更の理由は、病棟での受け持ち看護師の言葉づかいがよくないことです」

（Reason ＝理由）

部　長「そう、そのような事実はあったの」
葵師長「実は先月からリハビリ時に患者さんから、当病棟の看護師の言葉づかいがよくないとリハビリをするたびに話していたそうです。私にもリーダーにもその話が入らず、担

当替えの要望が出てしまい、申し訳ありません」**（Example＝事例、具体例）**
部　長「そう。そのあと何か行動を起こす予定がありますか」
葵師長「はい。情報共有後1か月以内に、日常の言葉づかいについて教育する機会をつくるつもりです。実施については、リーダーが行なう予定です」**（Example＝事例、具体例）**
部　長「早く改善してほしいので、お願いします」
葵師長「はい。かしこまりました。患者さんへの説明は、本日わたくしとリーダーでまず実施いたします。ご理解いただけるよう、説明いたします。また、今回の情報共有および職員の教育について、1か月以内に実施したいと考えています」**（Point＝結論）**
部　長「はい。わかりました。患者さんが納得できないと言った場合には、もう一度相談してくださいね。できるだけ解決できるよう一緒に考えたいと思うのでお願いします」
葵師長「はい。ありがとうございます」

という具合に報告します。

●ホールパート法を使う

ホールパート法とは、最初に話の全体像（WHOLE）を相手に伝え、それから話の部分（PART）を説明する方法です。

次の会話を読んでください。師長の意図は伝わっているでしょうか。

師　長「先日、部長と話をしていたら、なんだかマニュアルの手順とは違うことをやっているんじゃないかと心配、とおっしゃっていました。リーダーはきちんと伝えているのかしら。誤解ならいいのだけれど大丈夫かしらと言われたの。今年、15名の新入看護師が病棟に配属になったわよね。同期なので仕方がないと思うんだけど、仕事中に指示がなければ同期とのお喋りが多いというか、無駄な時間を過ごしているのではないか、業務がきちんとできていないんじゃないかと思っているの」

リーダー「部長は、私たちが指導していないと言っているのですか」

師　長「そうじゃないわよ、新人はマニュアルどおりにできているかどうか心配だと言っているのよ」

リーダー「そうですか。ちゃんと指導していますよ。ときには仕事中のお喋りだって、必要なときもありますよ。もしかしたら業務の話をしている可能性もあると思うんです」

師　長「他にもあるのよ。先日、患者さんからも清拭にきていないと苦情が上がっていたし、下膳時の時間が早かったという苦情がきていたの。ちょっと心配なのよね。このままでは、大きなミスに発展しないかと心配なの……」

リーダー「院内の勉強会を利用して、指導しています。私たちなりにきちんと考えていますよ。私たちも指導しながら新人看護師の意見を聞きながらやっているのに、部長は現場にいないから新人のことなんてわからないんです」

師　長「そういうことじゃないの」
リーダー「新人だって一所懸命なんです。もちろん私たちも指導を一所懸命にやっているんです。この上もっとやれって言うんですか。部長は現場の様子も知らないし、ちょっと理不尽じゃないですか？　これもあれもと負荷をかけると辞めてしまいますよ。ただでさえ、人員が不足しているのに、このままだとダメな病院だと思われてしまいます」
師　長「そういうことじゃないのよ」

師長の伝えたかったことは、「新人看護師にマニュアルどおり業務が行なわれているかどうかを確認してほしい」ということです。
しかし、リーダーは、自分たちの指導方法がダメ出しをされたように感じて、反発してしまいます。師長の伝えたい意図が伝わらず、別の方向に話が行ってしまいました。

【例】ホールパート法を使って伝えてみましょう。
師長「新人看護師の15名に、マニュアルどおり業務を行なっているかどうかを確認してほしいの。特に意識してほしいのは2つなの。1つ目は新人が行なうべき業務を確認して、マニュアルどおり実施されているかどうかを確認してほしいこと。2つ目はその結果を踏まえて、指導方法の変更が必要であれば、提案をしてほしいということ」

と伝えては、どうでしょうか。

●Iメッセージを使う

Iメッセージとは、

「私は……と思うよ」

「私は……と考える」

のように、必ず「私」から始めるメッセージです。

「みんなが言っているのよ」「院長が言っているのよ」のように、第三者の名前は出しません。

相手を主語にした場合、その人の心の底には、「変わらなければいけないのは、相手である」という思いがあります。自分を正当化したいという思いがあると相手を主語にした言い方になります。

例えば、次のようなケースはどうでしょうか。

部　長「葵師長、先日依頼した病棟の目標は設定できたかしら。楽しみにしているの」

葵師長「すみません。病棟のリーダーの若干一名が、まだ提出できていなくて」

部　長「そう。いつまでにできるかしら」

葵師長「リーダーの連絡を待っているのですが、なかなか。業務が忙しくて」

部　長「葵師長、リーダーからの連絡を待っているだけなの。それで本当に良い病棟の目標はできるのかしら」
葵師長「たぶん……」
部　長「たぶんとは、まずいんじゃないのかしら。葵師長、自分の部署をマネジメントしているる自覚が足りないんじゃないの」
葵師長「……」

葵師長の言い方が、Iメッセージとして伝えているのではなく、「リーダーのせいで葵師長は何も悪くないのだ」と看護部長に伝わってしまいました。

【例】Iメッセージを使ってみましょう。
Iメッセージを使って看護部長に、次のように伝えてはどうでしょうか。
部　長「葵師長、先日依頼した病棟の目標は設定できたかしら。楽しみにしているの」
葵師長「すみません。私が提出期限になる前にチェックせずに遅れてしまっています」
部　長「そう。提出期限ギリギリまでチェックしていないのは、まずかったわね」
葵師長「はい。リーダーの状況を把握できていなかったことを、部長にも事前に報告するべきでした」
部　長「そうね。もう少し早く教えてほしかったので残念だわ。ところで何とか目標設定できそうなの」

葵師長「はい。遅れてしまったのですが、病棟で緊急に時間をとってもらえるよう調整したので、できると思います」

POINT▼結論から伝える、全体を要約して伝える、自分を主語にして話すと伝わる

〈STORY 09〉

09 承認のスキルを使うと部下は前向きになる

承認とは、ちょっと大げさに褒めればいいというものではありません。

承認は、相手についてのあなたの今の気持ちを伝えることです。

相手の成長や変化を、あなたがあるがままに感じたことを言葉にすることです。

部下は、見守ってくれる上司から承認をしてほしいと思っています。

部下に「よくやっているね」「頼りになるね」「期待していますよ」と肯定的に承認するとその言葉で前向きな気持ちになります。

しかし、承認するということは、プラスの表現だけでなく、相手についてあるがままに感じたことを伝えることですから、「ちょっと不安だな」「惜しいな」というマイナスの表現も承認です。

●承認を伝える3つのポイント

承認を伝える際には次の3つのポイントを意識して伝えましょう。

①事実を伝えます。相手が何を達成したか、どんな行動をしたか、どんな小さなことでもよいので事実を伝えます。

②タイミングよく、本音で自分の言葉で話します。
③相手を心から褒めます。

●承認を効果的に伝えるスキル

承認を伝えるときは、YOU（あなた）、I（私）、WE（私たち）の3つの立場を使い分けると有効です。

①YOUメッセージ

YOUメッセージには「あなたは～しているね」という言い方です。

しかし、この言い方には、受け取る側にもよりますが、そこに評価の気持ちが込められていると感じて、言われたほうは居心地が悪いものとなる場合もあります。

しかし、YOUメッセージは、相手への関心がなければ発言することはできません。少なくとも相手に関心があることは伝わります。伝える相手の行動や言動を観察して使ってください。


例えば、次のような言い方です。

「あなたは、最後まで業務をやり遂げましたね」

「あなたなら、……」

②Iメッセージ

Ｉメッセージで伝えると、私がそう感じているのでと伝えるので、受け取った相手は、否定できません。また受け取った相手は、充実感を覚え、達成感を感じやすいと言われています。

例えば、次のような感じです。

「あんなに大変な思いをしているにもかかわらず、プロジェクトを成功に導いてくれて私はとてもうれしく思い、感動しました」

③ＷＥメッセージ
ＷＥメッセージは、Ｉメッセージ以上に受け取った人が充実感を覚え、達成感を感じやすいメッセージと言われています。

ＷＥ（私たち～）の立場からは、一緒にやっている人たちの実感が伝わります。


POINT▼相手の行動をよく観察するのが承認スキルを効果的に使うコツ

パート5

目標達成するためにスタッフの心をつかむ最強の心理戦略　【目標面談の進め方編】

〈STORY 01〉

01 目標達成のためのグローモデル

グローモデルは、ジョン・ウィットモアという人が開発したモデルです。

この人は、元プロカーレーサーで、ル・マンにも優勝の経験があり、その後英国でビジネスにスポーツコーチングの手法を取り入れた訓練法を導入して高い評価を得ています。

●グローモデルを使って質問する

例えばですが、次のようなステップで考えましょう。

ステップ1　目標を明確にする（G）

「あなたの目標は何ですか？」

ステップ2　現実をしっかりと把握する（R）

「今はどんな状態ですか？」

ステップ3　目標と現実のギャップをつかみ、それを埋めるための選択肢の創造（O）

「ギャップをなくすために何ができますか？」

ステップ4　具体的な行動の意思を確認する（W）

「まず、何から始めますか？」

GROWモデルの基本ステップ

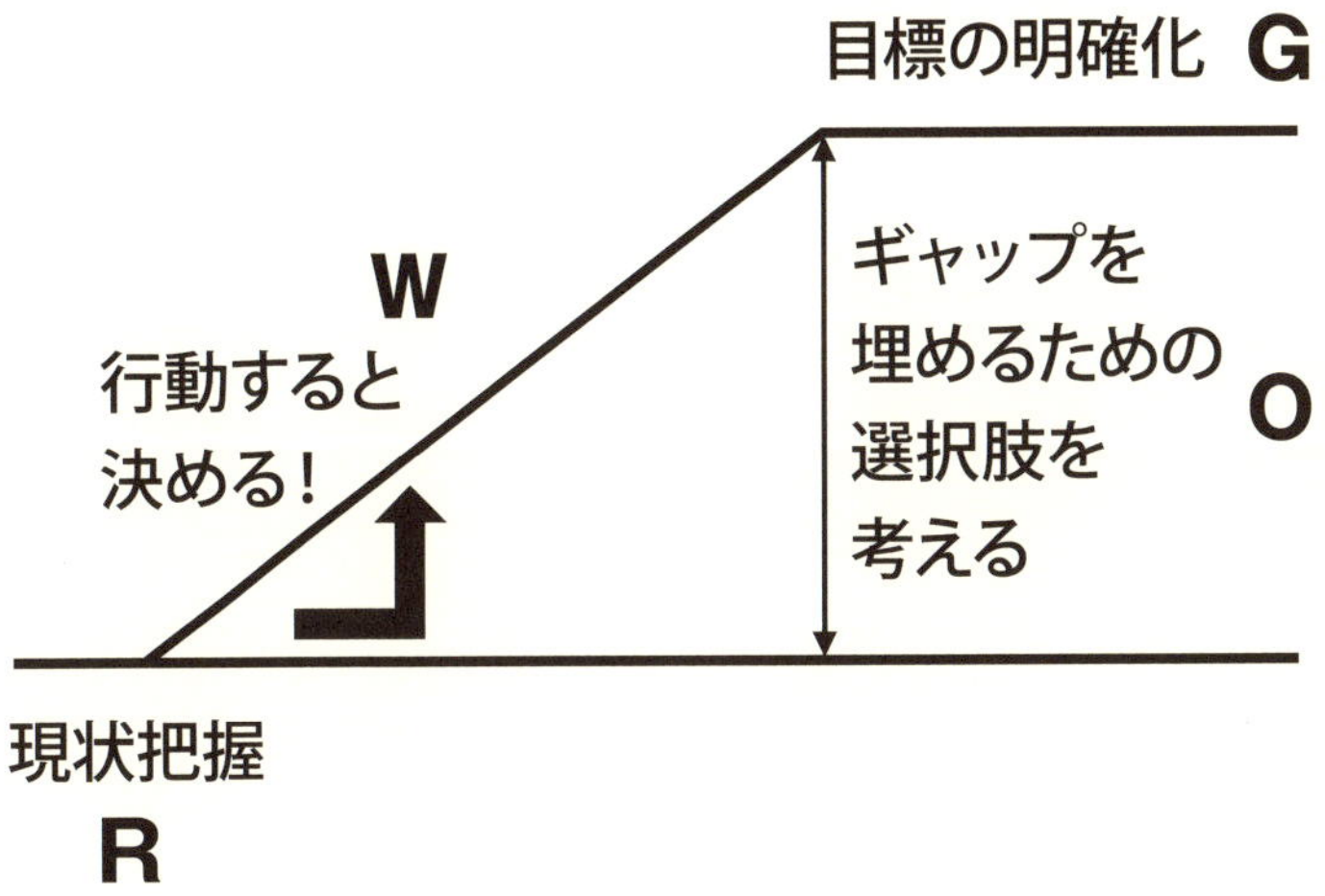

①Goal

⇒②Reality(Resource)

⇒③Options

⇒④Will

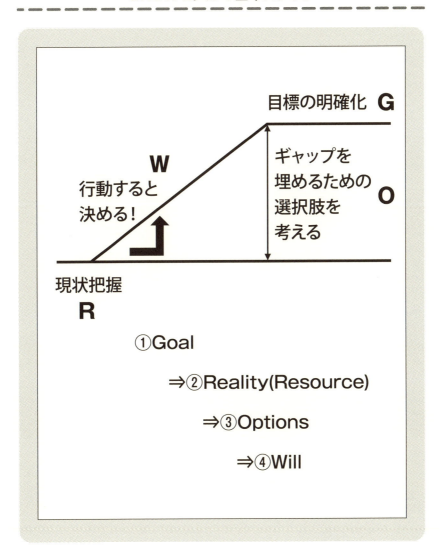

〈STORY 02〉

02 スタッフとの〝目標面談〟の進め方

●目標面談には3つの種類（目的）がある

目標面談には、次のような種類があります。

1　初回の目標の合意を行なうための初回面談

2　進捗確認を行なう中間面談

3　最終の評価面談

以上の3つがあります。

●初回の目標設定のための面談の流れ

初回の面談の目的は、部下の目標が明確になり目標達成に向けて積極的でやる気のある行動ができることです。

ここで、部下から目標の合意が得られないまま進めてしまうと、目標達成にならないことは言うまでもありません。

初回目標面談の流れ〈目標の合意〉

0：あらかじめ目標管理シートの記入を指示

1：導入（アイスブレイク）

最近の仕事や趣味、家族のことなど軽い話題

2：主旨説明

面接の目的を確認（組織の目的・個人にとっての目的）

3：部下の考えをヒアリング

部下が考える目標と到達レベルと内容を聴く

組織の期待とのズレがある場合は、理由と合わせて調整

4：具体的な行動計画のヒアリング

目標達成に向けての行動計画を確認。阻害要因として

考えられるものの洗い出しと打ち手の検討。

優先順位づけはしっかりとアドバイスを行なう

5：エンディング

話をしておきたいこと・感想を聞く。

●初回目標合意の面談例

【悪い例】

葵師長「○○さん、今日は時間をとってくれてありがとう」
リーダー「はい。大丈夫です」
葵師長「早速なんだけれど、お願いしていた目標はできたかしら」
リーダー「はい。患者さんの在宅復帰率を向上させようという目標にしたいと思います」
葵師長「その目標いいわね。それでいきましょう」
リーダー「ありがとうございます。でも、看護師だけではできないこともあるので、どうしたらいいのかと思っています」
葵師長「そう。でもまずは行動してからね。適当に医師や他の人に頼んでくれないかしら」
リーダー「適当に、私が頼むんですか。ちょっとそれは……」
葵師長「あなたなら大丈夫、やれるわよ」

このまま続けるとリーダーは、葵師長から何の支援も得られず、目標達成するために孤軍奮闘しなければいけないと思ってしまいそうです。

それに、この会話では、目標の設定が曖昧です。初回の目標の合意がされなければ目標達成をするための行動をとることができません。

次に、グローモデルを使って、面談を行なってみます。

【望ましい例】

葵師長「○○さん、今日は忙しいのに時間どおり来てくれてありがとう。最近、忙しそうだけど体調は崩していない、大丈夫？」

リーダー「はい。大丈夫です」

葵師長「今日は、先日お願いしていた病棟の目標についてまずは、○○さんの考えを聞かせてくれませんか」**（G＝ゴールの明確化）**

リーダー「はい。先日、師長から病棟の目標を考えほしいとの依頼がありましたので、私なりに設定しました。うちの病棟の役割ですが、患者さんの在宅復帰を助けるという役割がありますので、患者さんの在宅復帰を第４四半期には、○○％から○○％にするという目標を設定しました」

葵師長「在宅復帰を第４四半期には、○○％から○○％という目標ね。うちの病棟の役割とも合致するわね。でも、この目標を達成するためには、今は○○％だけど大丈夫かしら。リハビリの部署とも関係するので、病棟だけでは難しいのではないかしら」**（R＝現実をしっかりと把握する）**

リーダー「はい。看護師だけではどうしてもできないことがあるので、そのために病棟担当の医師やリハビリの部署と会議をしたいと考えています。でも、他の部署の考え方や担当していただく医師からも指示をしてもらう必要があるので、この会議については、師長からお願いしてもらえないでしょうか」

葵師長「そうね。確かにあなただけでは大変ね。すぐに看護部長にも相談して、この行動計画にも記載されている時期に会議ができるようにお願いしてみるわ」

葵師長「他には、何か支援できることはあるかしら」

(O＝目標と現実のギャップをつかみ、それを埋めるための選択肢の創造)

葵師長「この目標は、達成できそうかしら」

(W＝具体的な行動の意思を確認する)

リーダー「はい。大丈夫です」

葵師長「そう。何かあればすぐに相談してね。患者さんにとってとても大切なことだし、在宅復帰率が向上したら、病棟スタッフも努力のしがいがあると思うわ。リーダー、病棟のことをよく考えてくれて本当にありがとう」

リーダー「いいえ。自分で病棟の目標を考えるなんて初めてで、最初はどうなるかと思ったのですが、師長や部長から病棟の役割や看護師の仕事について考える機会をもらえたので、今まで組織として考えたことがありませんでしたが、大変でしたが、今までの自分の仕事も振り返ることができてとても有意義でした」

葵師長「そんなに思ってくれて、とてもうれしいです。一緒に患者さんと努力してくれるスタッフのために、行動しましょう」

ＧＲＯＷモデルを使って質問をすることで、目標の曖昧さや目標達成に対するやらされ感ではなく、自らの行動を起こすモチベーションを持たせることができます。

●スタッフのケース別対応事例

1　意欲ややる気はあるが、目標が曖昧な部下への対応

【悪い例】

田中師長「池田さん、お疲れ様です。早速だけど、池田さんの今年度の目標は何だったか教えてくれる」

池田看護師「はい。今年度の目標は、外科外来の業務をきちんと行ない、事故を起こさない』ということです」

田中師長「そうですか。それは外科外来にとって役に立つ目標だわ」

池田看護師「はい。私も勤務していて業務がスムーズに流れていないような気がしているものですから」

田中師長「そう。池田さんがそう感じているのであれば、業務がきちんと処理されていないかもしれないわね」

池田看護師「そう思うんです。だから患者さんに対しても不便をかけているように思います」
田中師長「わかりました。池田さん。ぜひ、その目標に向かって頑張ってくださいね。期待しているわ」
池田看護師「ありがとうございます。頑張ります」

目標管理を行なうための面接は、その目標を達成させるために池田看護師に対して具体的内容・スケジュールなどを決定させる必要があります。
上記の田中師長は良い目標であることを褒めるだけで、どのようにすれば池田看護師の立てた目標を具体的に実行させるかということについて助言されていません。

【望ましい例】
田中師長「池田さん、お疲れ様です。忙しいなか時間をとってもらってありがとう。早速だけれど池田さんの今年度の目標を教えてほしいのですが」
池田看護師「はい。今年度の私の目標は『外科外来の業務をきちんと行ない、事故を起こさない』ということを目標にしています」
田中師長「そうですか。外科外来の業務をきちんと行ない、事故を起こさないという目標ですね」
池田看護師「はい。そうです」

田中師長　「外科外来の業務をきちんと行なうということは、具体的にどのようなイメージをしていますか」

池田看護師「そうですね。現在の外来は人が辞めて入れ替わったばかりでうまく処理ができていないのです。だから、マニュアルを再度見直して、業務を実施したいと考えています」

田中師長　「そうですか。マニュアルを見直して業務を実施したいのですね」

池田看護師「はい。そうです」

田中師長　「わかりました。ところでマニュアルを見直したいことはわかったのですが、期限などは目処がありますか」

池田看護師「なるべく早く見直したいと思っています」

田中師長　「わかりました。それはとてもよいことですね。それは、いつごろの予定ですか」

池田看護師「はい。なるべく早くと思っています」

田中師長　「そうね。早いほうがいいわね。できれば、具体的に教えてもらえると、私も池田さんの応援ができるのだけれど、どうかしら」

池田看護師「そうですね。田中師長が応援してくれるのでしたら、はやく実現できそうです。ちょっと忙しくなるかもしれませんが、今の目標を来年3月までに実現できるように具体的に修正したいと考えています。まずは、今月末までにマニュアルを修正して提出します。もし、また何かわからないことがあれば相談させてください」

田中師長　「池田さん業務も忙しいでしょうが、頑張ってください。私は、いつでも相談に乗ります。声をかけてくださいね」

前記の事例の池田看護師の場合、目標が抽象的に設定されています。
上司である師長は、目標を具体的に設定させることとスケジュールを設定して実践できるよう助言をします。

2　このままでは目標未達成になりそうな部下に対するフォローの事例

【悪い事例】
田中師長　「池田さん、3か月たったけど進捗状況は、どうかしら」
池田看護師「はい。順調です」
田中師長　「そう。池田さんの今年度の上半期の目標は、『リーダーとして病棟の接遇マニュアルを半年で作成する』でしたね。どこまでできていますか」
池田看護師「はい。みんなにヒアリングまではしています」
田中師長　「そう。この計画では、すでにマニュアルの目次は作成されて、担当者に今までのマニュアルの内容の改訂する点を洗い出すというプランになっているけど」
池田看護師「そうなんですが、電子カルテになったばかりでみんな忙しくて……」
田中師長　「そうなの。だめじゃないの。ここまでできてないということね。あと3か月でできるの？」

池田看護師「大丈夫です。頑張ります」

田中師長　「じゃ、お願いね」

面談の途中の会話ですが、田中師長は、目標が未達成になることを知っていながら、なぜ未達成なのか、今後どのようにすれば達成できるのかを話し合うことができていません。
また、部下である池田さんに対して、どのように改善して、あと3か月で達成できる行動がとれるか、ということも話し合われていない状況です。

このような場合ですが、次のように対応します

1　やれていることを承認します。

2　次に、今までやれてきたことを洗い出します。

3　やってみて変化はあったかを確認します。

4　やってみて難しいことは何かを確認し、どのようにしたらできそうかを質問します。

5　まずやれそうなことはあるかを質問して、具体的な行動を一緒に改善します。このとき、アイデアの提供はOKですが、具体的な改善の行動を指示しないでどのようにしたら改善できるかを考えてもらいます。

【望ましい例】

田中師長　「池田さん、お疲れ様。3か月たったけど進捗状況は、どうかしら」

池田看護師「はい。そのことなんですが……」

田中師長　「そう。元気がないわね。大丈夫？　たしか、今年度の上半期の目標は、『リーダーとして病棟の接遇マニュアルを半年で作成する』でしたね」

池田看護師「はい。そうです。実は、プランからは遅れているんです」

田中師長　「そう。それで元気がなかったのね。気が付かなくてごめんなさい」

池田看護師「いえ。そんな」

田中師長　「でも、先月池田さんがマニュアルについてヒアリングしている姿を見かけたんだけど、まったく進んでいないとは思えないので、ここまでどのくらいできているかを教えてくれませんか」

池田看護師「はい。まずは、マニュアル作成といっても、すでに病棟に5年前に作成した接遇に関するマニュアルがあるので、こちらをベースに作成しようと考えていました。まずは、みんなにどの点を改善したほうがいいかをヒアリングし、3か月経った段階では、改善の項目を考えて担当の割り振りをするというところまでが計画でした」

田中師長　「そう、みんなへのヒアリングは終了しているのね」

池田看護師「はい」

田中師長　「そのあとは、池田さん、どのようにする予定だったの」
池田看護師「担当者を集めて、ヒアリングの結果を報告して、担当者ごとに改善の項目のマニュアル部分の作成を依頼する予定でした」
田中師長　「そう。ヒアリングまでは、できているのね。そのあとの結果はまとめられているのかしら」
池田看護師「はい。まとめています」
田中師長　「じゃ。あとは担当を割り振りして作成依頼が終了していないということね」
池田看護師「そうなんです。みんな忙しそうなので声をかけにくくて」
田中師長　「そうね。新しい機器の導入もあったから、池田さん気を遣ってくれたのね。ありがとう」
池田看護師「はい」
田中師長　「あと少しで当初のプランどおり進行できそうだけど、池田さん何か案はありますか」
池田看護師「言いにくいのですが、明日夕方勉強会があるのですが、担当者も全員出席するということなので、勉強会の前に30分だけ早くきてほしいと考えています。ただ、勉強会もあるし、大変かなあと思って言い出せないんです」
田中師長　「そう。みんな忙しいからね。同僚の○○さんが心配していたみたいよ」
池田看護師「そうですか。この後相談してみます。師長、もしみんなが勉強会の前に集まってくれるといったら、許可してくれますか」

田中師長　「大丈夫よ」

目標が未達になる可能性がある場合には、目標を変更するのではなく、行動を改善します。

POINT▼目標を達成させるためには何をしたら達成できるかを支援する

〈STORY 03〉

03 スタッフとのコミュニケーションが劇的にうまくなる最強の心理法則12

●法則を駆使して相手の「心」を読み取ろう

ピーター・ドラッカーの言葉に、
「変化はコントロールできない。できることは、その先頭に立つことだけである」
という名言があります。

例えば、医療現場の言葉はとても難しいものです。上司から部下へ伝える内容や言葉も部下は上司より経験も知識も浅いです。難しい言葉を得意げに話しても伝わらなければ意味がありません。

コミュニケーションが得意な上司は、難しい言葉をやさしく噛み砕いて、話すのが上手です。葵師長も、このドラッカーの言葉を胸に、コミュニケーション・スキルの習得に前向きに取り組もうと思っています。

コミュニケーションを上手くするために、リーダーに知ってほしい理論や法則の代表的なものを紹介しましょう。

心理法則1

人は好意を与えると好意を返してくる！（好意の互恵性）

心理学では好意の互恵性という法則があります。

「人は誰かに好かれると、その人に好意を持つ」という法則です。アメリカの心理学者アロンソンとリンダーによって提唱されました。

誰でも自分に好意を抱いてくれる人には多かれ少なかれ好意を抱くものです。

皆さんの職場の人間関係を思い出してください。自分に対して好意を示してくれた人に対して嫌な思いをしたことがありますか。

ほとんどの人は、ないと感じているのではないでしょうか。もし、あったとしたらよほど稀なケースだと思います。

このことを違う視点で考えると、「相手の人を好きにならなくては、（相手から）好かれにくい」と言うことです。

例えば、自分の部下のことを「信用できない……」とか「頼りない……」などと、いつもその人の悪口ばかりを言っていては、いつまでたっても部下との信頼関係を築くことはできないでしょう。

私たちは人に好かれたいと思いますが、自分自身が人を好きになっているのかを考える必要があります。

自分自身が好意を示していないのに、相手から先に好意を示してほしいと思ってもそれは難しいということです。

まずは、相手に対して、好意を持って観察し、コミュニケーションをすることを心がけることが人との良好な人間関係を構築する第一歩です。

心理法則2
入職試験の成績が良い人が必ずしも仕事のできる人とは限らない（ハロー効果）

葵師長は、自分の部署のリーダーの一人が「入職試験の成績が非常に良い」と聞かされていたため、すぐに業務になれ複雑なこともできるだろうと思って指導していました。

しかし、実際には思うように指導したことが行動に出ていないため少し悩んでいるようです。

人は、モノや人を評価するときに、ある特徴的な一面に影響され、その他の側面に対しても同じように評価してしまう心理学の用語では認知バイアスの一つとされている「ハロー効果」による評価をしてしまうことがあります。

ハローとは、「後光が差す」というときの後光、聖像の光背や光輪のことで、光背効果、後光効果とも呼ばれます。

心理学者E・L・ソーンダイク（Edward L. Thorndike, 1874 - 1949）が、軍隊内部の人事評価（上官の部下に対する認知バイアスのかかった評価）を参照した、ハロー効果の実証実験によって研究が行なわれています。

ハロー効果には、一般的に、ポジティブな方向への認知の歪みが生じるポジティブハロー効果と、ネガティブな方向への認知の歪みが生じるネガティブハロー効果があります。

■ポジティブハロー効果の例

・有名な学校を卒業している新卒入職者に対し、看護業務をまったく行なっていない状況にもかかわらず、「看護現場でもきっと優秀であろう」と判断してしまう。

・いつも明るく挨拶をする看護師のAさんは「患者さんから苦情があっても、そんなことはない。とても勤務態度も真面目で、何事も一所懸命に業務に取り組んでいる」と評価してしまい、患者さんの苦情は勘違いであると思ってしまう。

■ネガティブハロー効果の例

・愛想の良くない看護師に対して「素行や日常生活に問題がある」と判断してしまう。

・太っている看護師に対して上司が「自己管理能力が低い」と断定してしまう。

ハロー効果を排除するには、まずは「先入観や思い込みを排除すること」。そして、「日常の観察をし、その結果得られた客観的な事実」で評価することが必要です。

心理法則3
上司の期待によって部下の業務効率が向上する（ピグマリオン効果）

今回、葵師長は、リーダーたちに病棟の目標を一緒に考えさせて実行しようとしています。管理者の経験と知識は、当たり前ですがリーダーより豊富です。人は他人に対して様々な期待を持っています。

例えば、上司が部下と接するときに、この部下は仕事ができないと思いながら期待度の低い状態で指導すると、その期待どおりに、その部下は効率の悪い仕事のできない部下に育ってしまうということがあります。

つまり、意識すると否とにかかわらず、この期待が成就されるように機能することをピグマリオン効果と言います。

ピグマリオン効果とは、人間は期待されたどおりに成果を出す傾向があるとされ、１９６４年にアメリカ合衆国の教育心理学者ロバート・ローゼンタールによって実験されました。

ピグマリオンという名称は、ギリシャ神話を収録した古代ローマのオウィディウス『変身物語』（〝Metamorphosen〟、訳に『転身物語』とも）第10巻に登場するピュグマリオン王の恋焦がれた女性の彫像が、その願いに応えたアプロディテ神の力で人間化したと言う伝説に由来します。

ピグマリオン効果を職場で最も簡単に活用する場合には、仕事で部下に「期待」を込めた声掛けをすることです。

「褒める」ということも一つの方法です。

心理法則4
実際より意識的に甘く評価すること（寛大化傾向）

目標設定後、実際のアクションプランが実行された後は、評価を行なうことが必要です。

しかし、初めて評価する側になった管理者が陥りがちな傾向があります。

例えば、

「目標が未達であるにもかかわらず、このチームリーダーは、いつも私を頼りにしてくれているので本来はB評価だけどA評価にした」

という例です。

この場合、上司に、「低い評価にすると部下に嫌われてしまう」「部下からの批判があるのではないか」という心理が働いていると寛大化傾向になってしまいがちです。

評価は仕事として行なっていることを自覚し、公私は別という倫理観を持って業務に臨む必要があります。

心理法則5 自分が絶対の基準（対比誤差）

仕事ができる上司が陥りがちなことに対比誤差というものがあります。

例えば、こんな上司の言葉を聞いたことはないでしょうか。

「自分ができたのだから絶対、部下もできるはず。こんな状況になるはずはないわ」

この言葉は、上司自らが、自分を基準としたモノサシで部下を見ています。

これは自分の価値観が絶対だと思っている場合に、陥るワナです。部下と上司は、同じ環境で育ったわけでもなく、それぞれ環境の違いや考えていることが違っていることを認識する必要があります。

自分基準ではなく客観的な基準に照らし合わせることが大切です。

心理法則6

アタリサワリナシが無難（中心化傾向）

評価を行なう上司が陥りやすいエラーで、評価の結果について両極端な結果を避け、中央に集まる傾向になることです。

心理的には、

「差をつけることに自信がない」

「評価に差をつけることで部下から嫌われたくない」

という思いが働くことが原因です。

例えば、患者満足度などのアンケートでよく見かける結果ですが、5段階評価の3をすべての項目につけている患者さんがいます。

これは患者さんに、病院を低く評価することで、不利益をこうむるかもしれないという思いが働いている可能性があります。

アンケートなどの設計をする場合には、こうした傾向にならないよう考慮する必要があります。

日常の業務では、人を評価することは誰しも不安がありますが、日ごろからＯＪＴなどを通して部下をよく観察し、能力や実績を的確に把握することに努めましょう。

心理法則7
人間の認識は甘いかも（ホフスタッターの法則）

「作業にはいつでも予想以上の時間が掛かるものである。ホフスタッターの法則を計算に入れても」

という言葉が『ゲーデル、エッシャー、バッハ―あるいは不思議の環』（ダグラス・ホフスタッター著、野崎昭弘・はやしはじめ・柳瀬尚紀訳／白揚社刊）のなかにあります。

例えば、部下に対して、

「先日の研修報告書は、いつまでにできますか？」

と質問すると部下からは、

「明日までに作成できます」

と返事が返ってきました。しかし、提出されたのは、その次の日になっていたということはよくありませんか。

人間の認識として、だいたいこのくらいでできると予測したとしても、結果として期限に遅れてしまったという経験は誰にでもあるものです。

「大丈夫、いつでもできる」と高をくくっていると、不測の事態が発生してできなくなる可能性があります。

時間は有限です。仕事は先送りにせず、すぐに片付ける習慣をつけることで回避できる可能性があります。

心理法則8
やる気は時間とともに低下する（ハネムーン効果）

何か新しいことが始まる場合、お互い期待感が高まり好意的に解釈します。これをハネムーン効果と言います。

新婚生活が一番楽しいのは、この効果があるからです。

この効果は、職場でなにか新しいことが改善されたときにも適用されます。

人間は、「新しいことを始める」ときや、「環境が変わった」ときには、モチベーションが上がりますが、このハネムーン効果が薄れてしまうと、慣れてマンネリ化してきます。

心理法則9
仕事のできる人ばかり集めると効果は上がるの？（働きアリの法則）

看護の現場の管理者たちから、

「病棟のスタッフの大半は、よく仕事をしてくれるのだけど、どうしても一部の看護師の仕事が非効率的で困るのよね。何とかならないかしら」

と声が聞こえてきます。

では、仕事のできるスタッフばかりを集めた病棟であれば、この管理者たちが望むような結果が出るのでしょうか？

実は、働きアリの法則というのがあります。

巣にいる働きアリを観察すると、2割が良く働き、6割は普通に働き、あとの2割は全然働かないという割合になっています。

その働かないアリを取り除くと、今度は働いていた8割のうち、2割のアリが働かなくなります。

このようにして、常に2対6対2の比率で働くアリと働かないアリに別れます。

しかし、この働かないアリですが、そもそも働きアリは、仕事の効率を考えて「休憩するときは休憩し、働くときは働く」というような交代制をとっているそうです。

ひたすら働くのではなく、しっかり休みをとるということをしているからこそ、効率のよい仕事ができているのです。

前述の管理者たちの声ですが、よく観察してみると違った結果になるかもしれません。

また、看護の現場でよく見かける場面ですが、仕事のできる優秀な師長に起こりがちな例です。優秀な師長ほど自分で仕事をどんどんこなしてしまいがちです。

師長が仕事をどんどんこなしてしまうため、その結果として、部下のスキルがなかなか向上しないという問題が起こってきます。

それが続くと、その師長がマネジメントしている部署は、師長にすべてをゆだね、自分自身では何もできない部下を育てることになります。

結果として部署が崩壊してしまい、師長自身も疲弊してしまう結果になります。

短期的には可能ですが、長期的には組織にとって大きなダメージになることは間違いありません。

「うちのスタッフの一部は、仕事をしないの」と言う前に管理者であるあなたは、部下であるスタッフに仕事を任せているでしょうか。

心理法則10
新しいことをしたくない（ゆでガエル現象）

本書で登場した葵師長のように、新任の管理者が職場に赴任したとき、その職場の看護師たちはどのような反応を示すでしょうか。

積極的に受け入れてくれるスタッフもいるとは思いますが、最初はもしかしたら歓迎されていると感じることはできないのではないでしょうか。

実は、人は新しいことに取り組むことが苦手であると言われています。

この判断をするのは、脳です。脳は怠けもので、できれば変わらずにいたいという、変化を好まないという研究結果があります。

このことを知ると、何となく新しいことを始めたり、新しい人がリーダーになったりすると一時的に不穏な雰囲気になるのもわかります。

元々は欧米で知られていた「ゆでガエル現象」という話があります。

イギリスの思想家であるグレゴリー・ベイトソンが提唱した説で、カエルは熱湯に入れると驚いて飛び出しますが、冷水から徐々に温度を上げていけば、変化に気づかず、知らず知らずのうちにやがてゆであがって死んでしまうという寓話です。

例えば、職場で地震など大きな環境の変化で患者を受け入れなければならないとすると、懸命に対処しようとします。

しかし、病棟の稼働率が低下しているので、稼働率を上げるために患者を積極的に受け入れる方針を決定しても、急激に対応する必要性がない場合には、ゆっくりと準備をし、病棟への無理な受け入れはしません。

それは、収益に影響を及ぼすことにもなりますし、同じことの繰り返し業務になってしまい、看護師たちのスキルも向上せず、マンネリ化することになります。その結果、周辺の医療機関から取り残され、気づいたときには深刻な危機に陥っており、破綻するしかなくなるというのが、ベイトソンの説です。チャールズ・ダーウィンの言葉が印象的です。

「生き残るのは、種の中で最も強い者ではない。種の中で最も知力の優れた者でもない。生き残るのは、最も『変化』に適応する者である」

新しいことに取り組まなければ、未来はないとも言えます。

心理法則11
新人の足りない部分ばかりが目につく（認知的不協和）

認知的不協和とは、アメリカの心理学者レオン・フェスティンガーによって提唱された、人が矛盾する認知を同時に抱えたときに覚える不快感を表わす社会心理学用語です。

人はこれを解消するために、自身の態度や行動を変更すると考えられています。

自分の居心地の悪さ、つまり、認知的不協和を避けようとして、自分を納得させられるような、自分の状態（現状・過去・欲望……）を正当化（合理化）するような理由や態度を考えます。

具体的には、

・安心が得られるように
・自分自身の内部に矛盾がないように
・自分を褒めることができるように

考えます。

仕事に置き換えてみると、次のような例が考えられます。

自ら希望して異動、あるいは転職したが、異動先・転職先での業務がつまらなかったり、かえってつらかったりした場合、不協和が起こります。

この不協和を低減させるために、新しい職場のあら探しをしたり、「今しんどいのは慣れてないからだ」と重要度の引き下げを行ないます。

心理法則12

やる気を起こさせるには（ズーニンの法則）

仕事だからといっても人間ですから、仕事へのモチベーションがいつも高いとは限りません。管理者になった人たちとしては、部下のモチベーションを上げる「やる気のスイッチ」がほしいところでしょう。

「物事は最初の4分が決め手になる」

という法則があります。この法則は、アメリカの心理学者のレナード・ズーニン博士という心理学者が提唱した「ズーニンの法則」です。

その法則は、職場で仕事に対してやる気が出ないときは、まずはナースステーションで、「受け持ち患者の看護記録をとにかく4分間チェックする」とか、「4分間患者さんの様子を見に行く」とか、まずはすぐにできることから手をつけるようなアドバイスをするのはどうでしょう。

スタッフによっては、すぐにできることは人によって異なってくるとは思いますが、病棟や外来での看護の質を向上させるためにも必要なことです。

POINT▼相手の心理が手に取るようにわかれば誰とでもコミュニケーションができるようになる

〈STORY 04〉

04 知っておきたい部下の気持ち【割れ窓理論の心理学】

「割れ窓理論」という現象を聞いたことがありますか。アメリカの心理学者ジョージ・ゲリングが提唱しました。小さな不正を見逃さないで正すことで、大きな不正を防ぐことができるという環境犯罪学の理論です。

この理論を応用して、元ニューヨーク市のジュリアーニ市長は、地下鉄の落書きなどを徹底的に取り締まった結果、殺人・強盗などの犯罪が大幅に減少し、治安回復に成果をあげたという事例があります。

目標管理制度の導入を実施している医療機関はたくさんありますが、管理者の方から導入してもうまくいかないという話を伺います。

管理者のいないところで、こんな会話が交わされてはいないでしょうか。

リーダーA「昨日、師長と中間面談をしたの。実は、私アクションプランの実行遅れで、中間までの目標達成基準には至らなかったのよね」

リーダーB「えー。それで師長になんか言われたの」

リーダーA「ちょっと困った顔をしてたんだけど、『大丈夫です』と言ったら、すんなり面談が終わったの」

リーダーB「そうなの。本当に大丈夫なの」

リーダーA「大丈夫じゃなかったけれど、去年もそれでうまくいったのよ。目標は設定できればいいんじゃないかなあ。いつも達成してねと言われるけど、未達でも師長は、あまり気にしていないみたい」

リーダーB「えー。知らなかった。そうなんだ……」

「割れ窓理論」から考えると、もしかしたら目標は達成しなくても上司は何も言わないし、あまり影響もしないと部下に思わせているのではないでしょうか。

今回の新人葵師長も、自分には自信がなく、つい多少のことは目をつぶってしまおうと思ってはいないでしょうか。

目標を達成することは、組織として社会に貢献するためのものであることを絶えず管理者である葵師長は、スタッフに言い続ける必要があります。目標が未達である場合には、達成するためのプランを一緒に考えて訂正することが大切です。

もし、「大丈夫です」と答えたら、具体的に質問をして組織として達成しなければいけない目標に向かって、一緒に考えてください。

POINT▼小さなことにも目をつぶらず、部下に関わっていく

〈STORY 05〉

05 注意はタイミングが重要

管理者として、葵師長としてはリーダーに病棟のスタッフに対して注意してほしいと思っていることがあります。葵師長は、

「注意してもいいのか」

「どのタイミングで注意したらいいのか」

と悩んでいます。

こんなことを言うと、嫌われるかもと思っているかもしれませんが、注意が必要であると思ったら躊躇せず実施することが大切です。

タイミングとしては、

①すぐに

②その場で

③人前では注意しない

④「何が悪かったのか」行動に着目

⑤「次からはどうするのか」

という5つのポイントで注意します。

■悪い例

葵師長「先日依頼した書類できているかしら」

リーダー「はい。こちらです」

葵師長「ありがとう。うーん。これ依頼していた内容と違っているんじゃないの。私の意図、わかっている。これじゃダメじゃない」

リーダー「はい。作成し直します」

葵師長「もう。いいわ。間に合わないので私がつくるわ」

リーダー「……」

■望ましい例

葵師長「先日依頼した書類できているかしら」

リーダー「はい。こちらです」

葵師長「ありがとう。うーん、あれ、ここの記載内容は、ちょっと私の意図とは違っているわ。この点を○○できるように変更可能かしら」

リーダー「はい。可能ですが、時間がかかります」

葵師長「そう。仕方がないわね。○○リーダー、今度から事前に不明な点について、すぐに確認してくれないかしら」

リーダー「師長、いつも忙しそうだから」
葵師長「そうね。でも、リーダーにお願いした書類については、とても重要だということはわかっていたかしら」
リーダー「はい」
葵師長「私の態度も悪かったわね。言いにくいかもしれないけど、あなたであれば正確でわかりやすい文書を作成できると思っているので、次回からは、必ず私に確認してほしいの。私からも声をかけるのでお願いね」
リーダー「はい。次回からは必ず確認します」
葵師長「途中までは、とても良いのですぐに変更してもらえるかしら」
リーダー「はい。わかりました」

否定的な注意の仕方ではなく、これから見直しができるよう肯定的なイメージで行ないます。反省点や留意点、今後やらなければならないことなどをはっきりと伝えます。できていない点については、それを克服できるようにアドバイスすることで、部下との信頼関係を強いものにしましょう。

POINT▼相手の身になって「どうしたら〝弱点克服〟ができるかをアドバイスする」

あとがき

3年くらい前、ダイヤモンド社が主催する、「ドラッカー塾」トップマネジメントコースに参加しました。

このコースは1年間にわたり、ドラッカーの考え方を学び、実践していくというコースでした。最初の半年は、本文にある「ドラッカー5つの質問」を徹底的に考えさせられました。

特に使命（ミッション）の大切さを感じました。そしてそのミッションは、チームごとにあることも痛感しました。

たとえば、病院の理念が「地域住民のために……」というものだとしても、救急室と外来、病棟の種類によって業務が違うように、別々のミッションがあるはずです。そのことを職員全員が理解し、具体的に実践することの必要性を感じさせられました。

本当はこの本は、看護師だけでなく、事務職の人にも読んでほしいと考えています。経営状況が厳しいなか、数字ばかりを追うことになり、本当に病院の理念が達成できるのかどうかを考えてほしいのです。事務職こそがマネジメントという武器を持たなければなりません。

しかし、どこの医療機関でも、今の状況に最も危機感を抱き、ジレンマを感じているのは看護師だと思います。やはり顧客としての患者、その家族に最も近くで接し、肌で彼らの変化を感じ取っているからだと思います。

●「看護部から病院を変える」ために必要なこと

看護師がテクニカルスキルだけでなく、マネジメントという武器を持つことによって、病院の経営をなかなか変えることができるのではないかと考えています。

ぜひ、マネジメントを体系的に学んでください。

使命は何か？

自分達の顧客は誰か？

顧客から何を望まれているのか？

それを実現するにはどうすればよいか？

を徹底的に考えることが、患者、地域に支持される病院になり、収益も確保していく道になると考えています。

このことを気付かせてくれたドラッカー塾の講師である、株式会社ポートエムの国永秀男先生、同じチームで学んだ社長さんたちに感謝をしています。

もう一度言います。

「マネジメントは、体系的に学ぶことができます。マネジメントを習得することは自分たちの組織だけでなく、患者、家族も幸せにします」

著者

〈参考文献〉
◎『新版OJTで部下が面白いほど育つ本』（小出俊著／中継出版）
◎『はじめてのプリセプター』（川島みどり・陣田泰子編／医学書院）
◎『目からウロコの新人ナース・プリセプティ指導術』（安酸史子著／メディカ出版）
◎『仲間とみがく看護のコミュニケーション・センス』（大森武子・大下静香・矢口みどり著／医歯薬出版）
◎『パッと見てわかる・チームで支える新プリセプター読本』（永井則子著／メディカ出版）
◎『メンタルケア専門ナースが教える「相手の心を開く」ビジネスコミュニケーション術』（社団法人日本精神科看護技術協会監／リットーミュージック）
◎『面白いほどよくわかる！　ＮＬＰの本』（梅本和比己著／西東社）
◎『フシギなくらい見えてくる！　本当にわかる心理学』（梅木理恵／日本実業出版）
◎『新リーダーへ！「これが１つ上の仕事のやり方です」』（澤田淳著／実務教育出版）
◎『知っているようで知らない「法則」のトリセツ』（水野俊哉／徳間書店）
◎『経験と教育』（ジョン・デューイ著、市村尚久訳／講談社）
◎『見直しのクレーム対応マニュアル』（スマートナース2009年春季増刊／メディカ出版）
◎『熱狂する社員』（デビット・シロタ、ルイス・A・ミスキンド、マイケル・アーウィン・メルツァー著、スカイライトコンサルティング訳／英治出版）
◎『経営者に贈る５つの質問』（P・F・ドラッカー、上田惇生訳／ダイヤモンド社）
◎『非営利組織の経営』（P・F・ドラッカー、上田惇生訳／ダイヤモンド社）
◎『マネジメント』（P・F・ドラッカー、上田惇生訳／ダイヤモンド社）
◎『P・F・ドラッカー』（エリザベス・ハース・イーダスハイム著、上田惇生訳／ダイヤモンド社）

濱川博招（はまかわ・ひろあき）
関西大学法学部卒業。経営コンサルティング会社ウィ・キャン代表。顧客満足度向上のスペシャリスト、クレーム対応のスペシャリストとして、医療機関、介護施設、企業、サービス業などで実績を上げ、その実践的なコンサルティングは全国で高い評価を得ている。現在、コンサルティング業務をおこなうとともに、顧客満足、クレーム対応、人材教育等の講演・研修・執筆を積極的におこなっている。現在、ウィ・キャンでは、医療福祉機関の職員向けの研修を定期的に開催している。
主な著書に、『結局、病院のクレーム対応は最初の1分で決まる！』『できる看護主任・リーダーのコーチング術』（共に小出版刊／共著者・島川久美子）、『ナビトレ 教え方UP力！ だれも教えてくれなかった！ 新人・後輩ナースを教える技術』（メディカ出版刊／共著者・島川久美子）、『病院経営が驚くほど変わる8つのステップ』（ダイヤモンド社刊）がある。

島川久美子（しまかわ・くみこ）
立教大学大学院卒業後、MBAを取得。株式会社ウィ・キャン取締役。医療機関や介護施設での患者応対・利用者応対に関するコンサルティングから、経営改善、企業および医療機関・介護施設での人材育成のスペシャリストとして実践的な企画、研修を精力的におこなっている。上記、掲載の濱川博招との共著のほか、『医療と企業経営』（共著、学文社）がある。

〈連絡先〉 株式会社ウィ・キャン
東京都港区新橋6-9-2 新橋第一ビル本館7階
URL http://www.wcan.co.jp/ メールアドレス info@wcan.co.jp

困《こま》ったスタッフが変《か》わる！
看護師長《かんごしちょう》のコーチング・スキル
ストーリーでわかる「目標管理《もくひょうかんり》」超入門《ちょうにゅうもん》

2018年11月1日 初版発行

共著 濱川博招《はまかわひろあき》・島川久美子《しまかわくみこ》
発行者 常塚嘉明
発行所 株式会社 ぱる出版

〒160-0011 東京都新宿区若葉1-9-16
03(3353)2835 — 代表 03(3353)2826 — FAX
03(3353)3679 — 編集
振替 東京 00100-3-131586
印刷・製本 中央精版印刷（株）

ISBN978-4-8272-1141-2 C3036